健康中国

"我"行动

癌症防治
科普丛书

肺癌

健康中国行动推进委员会办公室 指 导
中国抗癌协会 白求恩公益基金会 组织编写
丛书主编 支修益 刘友良

# 健康中国
## "我"行动
### 癌症防治
### 科普丛书

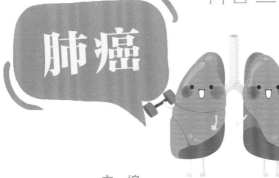

肺癌

**主 编**
支修益 张兰军

**副主编**
林勇斌 陆 舜 周建平

**编者**（按姓氏笔画排序）

| | | | | |
|---|---|---|---|---|
| 王 芳 | 王武平 | 王炜东 | 牛立志 | 刘 莉 |
| 杨 寒 | 余向洋 | 张 蓓 | 张梅芳 | 陈丽昆 |
| 罗孔嘉 | 周宁宁 | 郑 列 | 赵泽锐 | 钟就娣 |
| 黄圆圆 | 梁 颖 | 蔡 玲 | 樊 卫 | |

人民卫生出版社
·北京·

**图书在版编目（CIP）数据**

肺癌 / 支修益, 张兰军主编 . —北京：人民卫生
出版社, 2023.4（2024.8重印）

（健康中国"我"行动 癌症防治科普丛书）

ISBN 978-7-117-34193-6

Ⅰ. ①肺⋯ Ⅱ. ①支⋯ ②张⋯ Ⅲ. ①肺癌 – 防治 –
普及读物 Ⅳ. ① R734.2-49

中国版本图书馆 CIP 数据核字（2022）第 252983 号

| | | |
|---|---|---|
| 人卫智网 | www.ipmph.com | 医学教育、学术、考试、健康，<br>购书智慧智能综合服务平台 |
| 人卫官网 | www.pmph.com | 人卫官方资讯发布平台 |

健康中国"我"行动 癌症防治科普丛书
肺癌
Jiankang Zhongguo "Wo" Xingdong
Aizheng Fangzhi Kepu Congshu
Fei'ai

主　　编：支修益　张兰军
出版发行：人民卫生出版社（中继线 010-59780011）
地　　址：北京市朝阳区潘家园南里 19 号
邮　　编：100021
E - mail：pmph @ pmph.com
购书热线：010-59787592　010-59787584　010-65264830
印　　刷：北京顶佳世纪印刷有限公司
经　　销：新华书店
开　　本：889 × 1194　1/32　印张：6
字　　数：140 千字
版　　次：2023 年 4 月第 1 版
印　　次：2024 年 8 月第 3 次印刷
标准书号：ISBN 978-7-117-34193-6
定　　价：39.80 元
打击盗版举报电话：010-59787491　E-mail：WQ @ pmph.com
质量问题联系电话：010-59787234　E-mail：zhiliang @ pmph.com
数字融合服务电话：4001118166　E-mail：zengzhi @ pmph.com

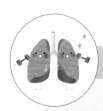

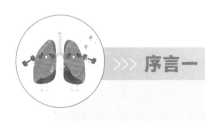

## >>> 序言一

　　癌症给国家、患者及其家庭带来了沉重的压力和负担,癌症防治已成为全球亟待解决的公共卫生问题。开展防癌抗癌的科学普及工作,让癌症防治知识进入千家万户,对增强公众防癌抗癌的信心具有重要意义。

　　凝聚社会力量,助力健康中国行动,以科普为抓手,以图书为媒介,加强全媒体传播,发挥医学专家的主力军作用,提高人民群众对癌症防治的认知,人人行动起来,将对防癌抗癌工作产生实际效果。

　　《健康中国"我"行动　癌症防治科普丛书》(以下简称《丛书》)出版发行,旨在响应健康中国号召,推进健康中国癌症防控行动。

　　《丛书》由健康中国行动推进委员会办公室指导,中国抗癌协会、白求恩公益基金会组织临床一线专家编写，人民卫生出版社出版发行，具有科学性、权威性、指导性；内容从"防、筛、诊、治、康"5个方面，对核心知识点进行解读，图文并茂，通俗易懂，具有科普性和实用性。图书出版后，还将以图书为媒介进行线上、线下科普讲座及义诊活动，进行立体传播，具有广泛性和深入性。

期望《丛书》的顺利出版发行，对提升公众和癌症患者防癌抗癌的知识和能力有所帮助。感谢编写团队的辛勤耕耘，共同推进健康中国建设！

毛群安

2023 年 4 月

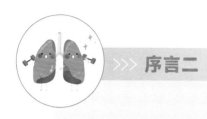

面对肿瘤，想必大多数人是恐惧的，并且会经常出现这样的想法——为何我的运气这么不好？为何患病的偏偏是我？

民众恐惧肿瘤由来已久，做好肿瘤防治科普工作对形成健康生活理念有重要意义。由于民众缺乏肿瘤防治科普知识，大多抱有侥幸心理，祈祷疾病不要降落己身，并出于无知和恐惧对医院望而却步，错过定期检查带来的及时诊断与治疗，这些现象的根源在于民众对肿瘤防治认识的不健全。

据国内、国外相关研究发现，30%的肿瘤能够通过健康科普宣传获得有效防控，对预防肿瘤发生、降低发病率和死亡率、提高病患生存质量具有重要作用。而对于恶性肿瘤患者，肿瘤防治科普工作则有着更为重要的现实意义。这类疾病不易根治，且患者易遭受较大的病痛折磨，甚至危及生命，通过尽早发现和及时治疗，才能避免因错过治疗时机而造成不可挽回的严重后果。

肿瘤防治，科普先行。科学严谨、紧跟前沿、知识准确、通俗易懂是民众对健康科普的需求。

随着医学水平的不断提升，我国肿瘤治疗工作已取得重大成效。肿瘤防治工作不仅需要医疗工作者的努力，民众对肿瘤的清晰认知和社会支持同样重要，可比肩于各种医学技术。通过肿瘤科普工作，可使民众不断提高防癌意识，提前知晓肿瘤发病诱因，从而打消顾虑，正确面对肿瘤类疾病。强调肿瘤防治工作在现实社会环境和医疗案例中的意义，能够更好地促进民众养成健康生活方式，及时参与早诊早治，降低肿瘤的发病率和死亡率。

"肿瘤科普"需要久久为功，肿瘤防治科普工作肩负着健康知识传播的重担。只有具备正确的防治意识，保持积极、主动的态度，保持良好的精神状态，努力配合医生诊治，及时采取早预防、早干预的措施，才是避免和延缓肿瘤发生的有效手段。

作为我国肿瘤学领域历史最久、规模最大、水平最高的国家一级协会，中国抗癌协会开展肿瘤科普工作已达三十余年，特别是最近五年，重点完成了"建大军、开大会、写大书、办大刊、立大规、开大讲"的工作，其间贡献了很多科普宣传的精品丛书。2022年，《中国肿瘤整合诊治指南（CACA）》的发布带来了重大反响，这是首部中国整合诊治指南，具有划时代的意义，不再"拿来主义"，独具中国特色。今年，《中国肿瘤整合诊治技术指南（CACA）》共60个分册相继出版，将继续改变中国目前肿瘤治疗格局，甚至影响到世界，以整合医学理念强调"MDT to HIM"，即组建多学科整合诊治团队，制订个体化整合诊治方案，并最终实现最优化的整合诊治效果。中国人要有自己的指南，"CACA 指南"将与"NCCN 指南""ESMO 指南"形成三足鼎立，优势互补、并驾齐驱。

此次出版的《健康中国"我"行动 癌症防治科普丛书》以"CACA 指南"为依据，围绕"防、筛、诊、治、康"5个方面进行编撰，丛书中各种肿瘤的相关知识点，可满足公众日益增长的科普需求，让肿瘤科普知识更广泛、更有效地传播。

本书凝聚了多位临床一线知名专家的智慧和心血,让公众对肿瘤有了全面的了解和正确的认知,识瘤、辨瘤,理性对待,不盲目恐慌,充分激发科普宣传的主动性和创造性,真正造福广大民众。认知是防控肿瘤的基础,通过本套丛书,能够帮助民众清晰认识自身的变化,掌握肿瘤防治的实用小知识,而不是陷于自怨自艾中。

在此感谢所有参与编写的专家、出版发行机构为增强民众防治肿瘤的信心作出的努力,为国家的健康事业作出的贡献!

中国抗癌协会理事长　樊代明
2023 年 4 月

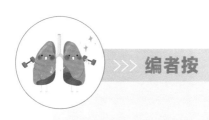

## >>> 编者按

　　《健康中国"我"行动　癌症防治科普丛书》（以下简称"《丛书》"）就要和公众见面了！

　　《丛书》积极响应健康中国战略号召，把癌症防治科普图书的出版与相关知识的传播纳入健康中国行动中来。旨在提高全民健康素养，让公众科学防癌、科学治癌，以书为媒，真正让癌症防治知识走进千家万户。

　　《丛书》由健康中国行动推进委员会办公室指导，具有权威性；中国抗癌协会组织专家编写，保证科学性；白求恩公益基金会搭建传播平台体现公益性；内容以癌症防治科普核心知识点解读为主，具有实用性；版面设计图文并茂、通俗易懂，视频增值服务可进行延伸阅读。让百姓能够看得懂、学得会、用得上、离不开。

　　《丛书》的编创、出版、传播是一项系统性工程。以图书为媒介，融合新媒体形式，线上、线下立体传播。《丛书》编委会还将组建专家巡讲团，深入医院、社区、乡镇进行宣讲义诊，送医、赠书、送健康。

癌症防控，人人有责！

期望广大医务工作者及爱心人士指导参与，让我们共同行动起来！

《丛书》编委会

支修益　刘友良

2023 年 4 月

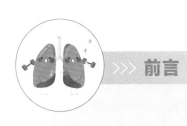

根据世界卫生组织公布的 2020 年全球癌症统计数据，肺癌目前仍是恶性肿瘤中死亡率最高的癌种。虽然 2020 年全球癌症统计数据显示新发肿瘤患者乳腺癌排名第一，但在男性中肺癌依然是发病率及死亡率最高的恶性肿瘤。肺癌给我国肿瘤防治工作及人民生命安全带来了很大的挑战。《"健康中国 2030"规划纲要》中明确提出，要提高恶性肿瘤治疗的五年生存率，科学防控肺癌，提倡早筛早诊是我国肺癌防控的关键。

近年来，随着公众健康体检意识的提高，越来越多的肺小结节通过胸部 CT 被发现，特别是磨玻璃小结节，由此给公众带来了许多心理上的困扰，甚至人们谈"磨"色变。另外，目前肺癌的治疗技术日新月异，各种新药及治疗手段层出不穷，患者很难真正了解及科学应对这些新事物；加之一些不当的宣传，也给公众正确就医及治疗造成了障碍。如何正确普及肺癌的防控知识？如何通俗易懂地介绍肺癌治疗的新理念？如何消除患者在诊疗过程中产生的疑虑，更好地配合治疗，是我们肺癌防治领域医务工作者不断思考的问题！

由健康中国行动推进委员会办公室指导、中国抗癌协会和白求恩公益基金会组织编写、人民卫生出版社出版的《健康中国"我"行动 癌症防治科普丛书》（以下简称"《丛书》"）即将同读者见面。该《丛书》的出版发行必将为公众带来全面、正确的癌症防治知识，树立良好的癌症预防意识及提供正确的就医指导，去伪存真，以实际行动践行《"健康中国2030"规划纲要》。

编者均为来自国家级肿瘤中心临床一线的肺癌专家，有着丰富的临床诊疗经验及科普宣教能力，该书按照"防、筛、诊、治、康"五个方面，结合临床工作中肺癌患者和家属关心、困扰的问题进行科普宣传；并就目前肺癌诊疗的新方法、新药物、新技术和新检测手段进行详尽地解答，希望广大读者通过这本书能够了解肺癌、减轻疑虑、科学就医、正确对待。

在本书的编写过程中，除了上述在列编者外，中山大学肿瘤防治中心和东莞市人民医院肺癌专家团队也承担了该书的编写工作，在此一并致谢！

支修益　张兰军

2023 年 4 月

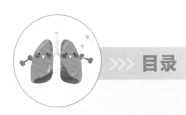

# >>> 目录

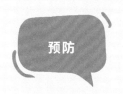

筛查

诊断

治疗

**康复**

认识
我们的肺

肺位于人体什么部位？它的结构如何？它是如何维持我们人体的气体交换的？为什么空气污染、粉尘、烟雾等可以造成呼吸道疾病，可以诱发肺癌？

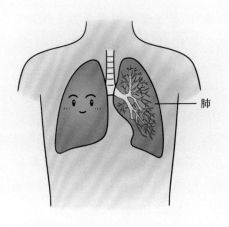

肺

 请跟我们一起了解肺的结构与功能，了解肺癌的发生与发展，了解肺癌的基本概念、分类，以及它的危害性，这样我们才能认识肺癌、预防肺癌、养肺护肺。

> **肺是人体进行气体交换、**
> **维持生命的重要器官**

### 肺通过气管与喉相连，延伸至鼻和口腔

肺是人体进行气体交换的重要器官，其向上通过气管与喉相连，延伸至鼻和口腔；向下延伸为支气管、肺内支气管、终末细支气管以及呼吸性细支气管，3～5个终末细支气管连同它们的分支及其肺泡构成肺小叶，此为气体交换的最小单位。经鼻和口吸入的氧气，可通过肺泡表面的毛细血管弥散入血；人体内代谢产生的二氧化碳，亦可通过肺泡表面的毛细血管弥散入肺泡内，最终通过呼气排出。

肺位于人体的胸腔内部，有肋骨保护，左右各一；左右侧肺之间的地方称为纵隔，纵隔内含心脏、大血管、气管、食管、胸导管、神经等。因为肺的主支气管、肺动脉、肺静脉、支气管动静脉以及淋巴管和神经均从纵隔延伸出而进入肺，所以肺与纵隔相连续的部分也被称为肺门或肺根部。

肺动脉是由心脏肺动脉圆锥发出后至主动脉弓下方，约在第5胸椎高度分为左右肺动脉，其内流动着携带二氧化碳的血液，进入肺后分布至肺小叶的毛细血管内进行气体交换。气体交换后，富含氧气的血液经肺静脉回流至心脏的左心房，再由心脏的左心室经主动脉输送至全身。由上述可知，肺的供应和回

流血管均为大血管,血流量较大且速度快,所以肺部肿瘤易发生血液途径的转移,如肺内、肝脏、颅脑、骨、肾上腺等。

肺的外观呈圆锥形,最上方的尖端称为肺尖,超出锁骨内三分之一上方 2 ~ 3 厘米;其最下方呈穹窿状,称为肺底,与膈肌贴合,可达第 10 肋骨水平。右侧肺因受腹腔内毗邻肝脏的影响,较左侧肺稍短;但左侧肺因受心脏的影响,而较右侧肺稍窄。

在正常人体发育情况下,左侧肺可发育成两个肺叶:上叶和下叶。两个肺叶之间的裂隙称为斜裂,一般起自肺门部,直到肺部的边缘。左肺上叶约占双侧肺功能的 21%,左肺下叶约占双侧肺功能的 24%。右侧肺可发育为三个肺叶:上叶、中叶和下叶。右肺上叶和中叶之间的裂隙称为水平裂,其较右肺下叶和上叶、中叶间的斜裂短。右肺上叶约占双侧肺功能的 21%;右肺中叶约占双侧肺功能的 9%,亦是占比最小的肺叶,相当于左肺上叶的舌段;右肺下叶约占双侧肺功能的 25%。

覆盖于肺表面并伸入肺叶间裂内的胸膜称为脏层胸膜或肺膜,而覆盖于胸壁内面的胸膜称为壁层胸膜,两者之间形成密闭的间隙称胸膜腔,其内为负压,故脏、壁两层胸膜紧贴。如果脏层胸膜破裂,肺内气体进入胸膜腔,和 / 或胸壁破损,外界空气经壁层胸膜进入胸膜腔,将会导致气胸的发生,从而压缩肺组织,影响肺通气,造成肺不张。

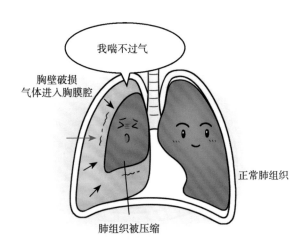

气胸的形成

此外,胸膜腔内还有胸膜表面的毛细血管、毛细淋巴管循环产生的少许浆液,可减少脏、壁层胸膜之间呼吸运动时的摩擦。但是,当炎症反应渗出、肿瘤压迫影响回流等情况发生时,胸膜腔内积聚的液体会导致胸腔积液的发生。

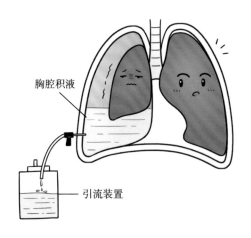

胸腔积液的产生

**肺的淋巴结是重要的免疫组织**

淋巴结呈椭圆形或蚕豆形,大小如黄豆或米粒,穿插于淋巴管的行程中,并与淋巴管相连通。肺淋巴结位于肺内,沿支气管和肺动脉的分支排列,收纳肺内的淋巴液,其输出管注入支气管肺门淋巴结、纵隔淋巴结的淋巴结群,最终经胸导管注入全身静脉系统(左静脉角)。

在正常人体内,其为免疫组织(器官),可过滤淋巴液、清除细菌和异物、产生淋巴细胞和抗体等。因而,正常人体内的肺淋巴结可呈色黄、质韧或硬的黄豆粒样结节;如长期合并慢性肺部感染,或长期与粉尘或烟草等接触,正常人体内的肺淋巴结可呈色黑、质硬、钙化样结节。

**肺癌是恶性肿瘤中的
"第一杀手"**

**肺癌的发病率**

肺癌,世界卫生组织定义为起源于呼吸道上皮细胞的恶性肿瘤,也就是起源于支气管、细支气管和肺泡组织。约 75% 的患者在就诊时已经处于肺癌晚期,肺癌的五年生存率不到 20%。肺癌可以说是"癌中之王",是全球癌症相关死亡最主要的原因。在世界范围内,肺癌在男性中癌症发病率排名第一,在女性中排名第二,女性中癌症发病率排名第一的是乳腺癌。我国 2022 年统计数据显示,肺癌分别为男性和女性人群恶性肿瘤发病率的第一和第二位,而死亡率均居首位,严重威胁广大人民的健康。在我国,肺癌已成为癌症患者的"头号杀手",并带来了沉重的社会负担。

肺癌的发病机制尚未完全清楚,目前认为有害物质反复、长时间刺激是细胞恶变的主要因素,某些基因缺陷属于背景因素。主要的致肺癌的因素有三类:吸烟、空气污染、职业暴露。

1. 吸烟  重度吸烟者(每日 20 支以上)患肺癌概率是不吸烟者的 20 倍,且与每日吸烟量、吸烟年限、吸烟速度和开始吸烟的年龄早晚有直接关系。吸烟者在戒烟一段时间后能降低肺癌发生的危险性。

2. 空气污染  被污染的空气中包括的致癌物有脂肪族、芳香族碳氧化合物,微量放射性元素,金属和砷化物等。日常生活中如家庭烹调、工厂燃煤、石油及机动车尾气等均可产生污染源。

3. 职业暴露  长期接触放射性物质及职业性致癌因子,如镍、银、铬、镉、铍、钴以及石棉等。

此外,相关报道指出肺癌的易感性是与遗传因素有关的。

根据肿瘤发生的解剖学部位不同,肺癌可分为中央型肺癌和周围型肺癌。起源于主支气管、肺叶支气管的肺癌,位置靠近肺门者,称为中央型肺癌;起源于段支气管以下的肺癌,位置在肺的周围部分,称为周围型肺癌。

根据组织病理学特点不同,肺癌可分为非小细胞肺癌和小细胞肺癌。

小细胞肺癌又称为未分化癌,约20%的肺癌患者属于这种类型。小细胞肺癌因为在显微镜下看起来很像燕麦,所以又称"燕麦细胞癌"。小细胞肺癌主要发生于主支气管或叶支气管,痰中易找到脱落细胞,小细胞肺癌增殖快,恶性程度高,容易迅速扩散到其他器官,大部分患者在发现时即已出现全身转移。本病手术治疗效果差,但对放射治疗(简称"放疗")和化学药物治疗(简称"化疗")较为敏感。近年来,局限期小细胞肺癌的外科治疗以及广泛期小细胞肺癌的免疫治疗也取得了良好的进展,其治疗效果也进一步提高。

非小细胞肺癌,约80%的肺癌患者属于这种类型。主要分为鳞状细胞癌、腺癌、大细胞癌等。鳞状细胞癌为男性最常见的肺癌类型,与吸烟关系密切,通常位于肺部中央靠肺门位置,会沿着主支气管长入,侵犯气道软骨部、肺实质以及淋巴结,痰中易找到脱落的细胞,以局部侵犯生长为主,其扩散速度较其他类型慢。腺癌目前为肺癌中最常见的病理类型,多发生于肺周边部位,约占50%以上,多发生于女性,吸烟者与不吸烟者的患病概率相当,为女性及不抽烟者最常见的肺癌类型。本病早期无明显呼吸道症状,在痰中不易找到脱落细胞。大细胞癌的特征是具有外表不正常且大的细胞,通常起始于肺叶的外部边缘,为周围型病变,和支气管无关,但易侵入附近肺组织并有早期转移现象,恶性程度较高,转移较小细胞癌晚,手术切除机会较大。

 **肺癌的分期**

### 非小细胞肺癌的分期

根据肿瘤位置、大小、淋巴结扩散程度、远处转移状况,可将非小细胞肺癌分为Ⅰ、Ⅱ、Ⅲ、Ⅳ期。Ⅰ期,属于早期,指肿瘤位于肺组织中,体积较小,尚未发生转移。Ⅱ期,属于中期,指癌细胞已经转移到了同侧肺门淋巴结。Ⅲ期,属于局部晚期,指癌细胞已经转移到纵隔或肺外淋巴结,如锁骨上淋巴结。Ⅳ期,属于晚期,指肿瘤出现胸腔积液、胸膜转移或全身多处转移,如肝、脑、骨等。

对于Ⅰ期及Ⅱ期的非小细胞肺癌,我们的主要治疗目的是治愈,并防止肿瘤的复发及转移。对于Ⅲ期及Ⅳ期的非小细胞肺癌,我们的主要治疗目的是延长患者生存时间,并提高患者的生活质量。对于Ⅰ期和Ⅱ期患者,首选手术治疗。其中Ⅰ期患者术后五年生存率可以达到60%～90%,Ⅱ期患者五年生存率则超过40%,伴随高危因素的患者术后还需要接受辅助化疗或者靶向治疗。Ⅲ期患者分为ⅢA期、ⅢB期及ⅢC期,对于ⅢA期及ⅢB期患者,需要先行术前新辅助化疗后再接受手术治疗。而对于ⅢC~Ⅳ期的患者,应首选药物治疗,如化疗、靶向治疗和免疫治疗的全身治疗方法。

## 小细胞肺癌的分期

小细胞肺癌可以采用非小细胞肺癌的分期方式,也可以分为局限期和广泛期两个主要分期。局限期小细胞肺癌指肿瘤局限于一侧肺且淋巴结仅位于同一侧胸部,尚未转移到对侧肺或肺以外的部位。广泛期小细胞肺癌是指肿瘤扩散到双侧肺,或者对侧淋巴结肺门和纵隔淋巴结,或者远处器官(如肝、脑、骨等),或者有恶性胸腔积液。

## 医生提示

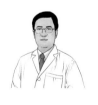

小细胞肺癌因具有侵袭性强、易转移等特点,容易进展为全身性疾病,长期以来治疗方式首选同步放化疗。依托泊苷+顺铂/卡铂方案化疗同步放疗是局限期小细胞肺癌的标准治疗方案,患者的中位总生存期可达到16~24个月。

广泛期小细胞肺癌进展快、预后差,且对化疗敏感,临床目前采用的一线化疗方案包括依托泊苷+顺铂/卡铂方案、伊立替康与顺铂/卡铂方案。而且,小细胞肺癌患者中50%以上会发生颅内转移。

对于局限期小细胞肺癌患者，若化疗后取得完全缓解或部分缓解，可接受预防性全脑放疗；对于广泛期患者，预防性全脑放疗获益有限，需要谨慎使用。

**预防**

扫码看视频
获取更多知识

哪些因素可以诱发肺癌？吸烟与肺癌相关吗？为什么不吸烟的人也会得肺癌？现在戒烟来得及吗？空气污染也会导致肺癌吗？家族中有人患肺癌是不是会遗传？肺癌也能预防吗？如何预防？

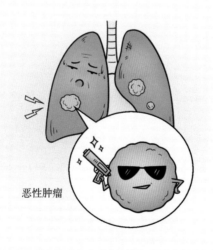

恶性肿瘤

请跟我们一起来了解肺癌相关的危险因素，从我做起，拒绝不良的生活习惯，保持健康，预防肺癌的发生。

众所周知,肺是人体用来呼吸的器官,而肺癌则是一种可能会被"气"出来的病。当人们暴露于五种"气"之下,罹患肺癌的风险便会大大增加,这五种气分别是"烟草导致的室内空气污染""环境与大气污染""厨房的油烟污染""装修带来的室内污染"以及"爱生气所带来的心理污染"。除了"五气"之外,职业因素、肺部基础疾病和家族遗传也会增加肺癌的患病风险。下面将为读者具体介绍各种因素是如何增加患肺癌的风险。

## " 吸烟是肺癌发生的
## 头号诱因 "

吸烟是引发肺癌的主要原因。在因肺癌死亡的患者中,有很大一部分是由吸烟(包括被动吸烟)引起的。据统计显示,北京市成年男性的吸烟率约为 60%,女性约为 6%,部分经济欠发达地区与城市的吸烟比例可能会更高,所以,我国在近些年积极实施戒烟、控烟政策,并且取得了一定成效。

肺癌的发生被证明与吸烟开始的年龄、吸烟年数、每天吸烟支数、烟草种类均有密切关系。开始吸烟的年龄越小、每天吸烟的支数越多、吸烟的年份越长,肺癌的发生率也会越高。

吸烟人群中罹患肺癌者被认为与以下因素密切相关：①每日吸烟20支（1包）以上；②未成年时即开始吸烟；③吸烟时间在20年以上；④有慢性肺部基础疾病（如慢性支气管炎、肺气肿、肺纤维化等）。

目前，可以使用"吸烟指数"这一概念来衡量吸烟引起肺癌的风险。

吸烟指数 = 每日吸烟支数 × 吸烟年数

当吸烟指数 > 400 时，罹患肺癌的风险将大大增高。

香烟所产生的烟雾成分异常复杂，有7000多种化合物、几百种有害物质。其中，气体占95%（如一氧化碳、氰化氢、挥发性亚硝酸铵等），颗粒物占5%（包括烟焦油、尼古丁等）。目前已经明确的致癌物为69种，如多环芳烃、亚硝酸铵等。这些有毒化合物被人体吸入肺内后会顺着支气管到达肺泡组织，再通过血流到达全身并造成危害。世界卫生组织早就将烟草定义为1类致癌物。

医学统计表明，每天吸烟25支以上者，肺癌发病率为250/10万；每天吸烟15～24支者，肺癌发病率为139/10万；每天吸烟1～14支者，肺癌发病率为75/10万；未吸烟者，肺癌发病率为10/10万。可见，每天吸烟25支以上者的肺癌发病率是不吸烟者的25倍。

**医生提示**

戒烟是预防肺癌的关键！

**走出误区**

也许有人会问,为什么有的人经常吸烟,却依然没有得肺癌,是不是所谓的"吸烟危害"只是在危言耸听呢?

并不是,因为每个人的体质不一样,就像人与人之间的酒量有好有坏,有的人喝了酒就脸红,有的人脸就不红一样。苯并芘类是烟雾中可引起肺癌的致癌物之一,它进入人体后,若要产生致癌作用,必须经过体内羟化酶的代谢。羟化酶代谢活力的高低在每个人体内各不相同,羟化酶活性较高的人,致癌物代谢活化就比较多,因而也更容易发生癌症;而羟化酶代谢活化能力低的人则相反。此外,每个人体内的羟化酶含量也不同。羟化酶含量多并且吸烟的人,发生肺癌的风险就相对高一些;而羟化酶含量低且甚少吸烟或不吸烟的人,发生肺癌的风险就相对低一些。

除了主动吸烟外,被动吸烟同样是肺癌的危险因素之一。有研究表明,重度被动吸烟者同轻度吸烟者的烟草暴露量相等。二手烟对被动吸烟者的危害一点儿也不亚于主动吸烟,特别是对于青少年,免疫功能尚未发育完全,二手烟的危害尤为严重。调查显示,被动吸烟的受害者大多数是妇女和儿童,尽管他们自己并不吸烟,但经常在家中、公共场所吸入二手烟。不吸烟者和吸烟者在一起生活或者工作,每天闻烟味 15 分钟,时间达到 10 年以上,对健康危害与吸烟十年几乎无异。据统计,与吸烟者共同生活的中老年女性,患肺癌的概率比常人高出 6 倍。被动吸烟健康危害的知晓率并不高,对于二手烟的危害如果不及早预防,将会带来沉重的医疗负担。除了刺激呼吸系统诱发肺癌外,二手烟还会使心血管系统及呼吸系统其他疾病的发病率明显提升。另有研究显示,被动吸烟所吸进的有害物质往往比主动吸烟更厉害,这是因为吸烟所散发的烟雾,相较于直接吸入的"一手烟",有 2 倍的尼古丁、3 倍的焦油、5 倍的一氧化碳和约 50 倍的致癌物质。

**医生提示**

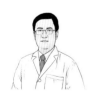

尽管吸烟并不等于一定会患肺癌,但吸烟者患肺癌的概率会显著升高,这是肯定的。各国医学专家在大量人群中所做的调查均显示,吸烟者患肺癌的死亡率高于不吸烟者。这反映了吸烟与肺癌之间存在特殊的联系。因此,我们还是建议吸烟者及早戒烟。

既然吸烟是导致肺癌发生的罪魁祸首,那么戒烟则既有利于自己,也有利于家庭成员的健康。研究显示,戒烟 1 ~ 2 年后,受吸烟损伤的细胞即呈现逆转趋势;戒烟 5 年后,肺癌的发病率会有所下降;戒烟 15 年后,肺癌的发病率可恢复到和不吸烟人群相仿。

# "空气污染会增加肺癌的发生风险"

## 到底什么是空气污染

国际标准化组织给出的定义:空气污染通常是指由于人类活动或自然过程引起某些物质进入大气中,呈现出足够的浓度,达到足够的时间,并因此危害了人体的舒适、健康或环境的现象。目前,我们所知的空气污染物已经达到了 100 多种,有自然因素和人为因素两种,且以后者为主。

近年来的大量研究发现,大气污染是罹患肺癌的另一重要原因,大气中的颗粒物($PM_{2.5}$)、硫氧化物、氮氧化物、多环芳烃、重金属等物质均可导致肺癌的发生。雾霾天气的形成虽然有地理、气象的自然原因,但更重要的是人口增长、粗放式经济发展与化学排放等带来的环境污染加重,导致空气质量下降。世界卫生组织已将可吸入颗粒物 $PM_{2.5}$ 列为 1 类致癌物。

有调查显示，如果在 $PM_{2.5}$ 浓度为 $670\mu g/m^3$ 的空气中呼吸一天，相当于不由自主地吸了一包烟。我们都知道吸烟有害健康，可是在被污染的空气下生存，即使你不吸烟，却不能不呼吸。这些空气中的污染物被吸入体内，进入细小支气管中，难以散出，很容易被人体吸收，逐步引发肺癌。

## 医生提示

在 $PM_{2.5}$ 超标的情况下，我们又该如何自保呢？

首先就是减少出门，如果雾霾天一定要出门，最好避开交通拥挤的时段与地段，并且尽量选择封闭的交通工具。此外，在雾霾天尽量不要开窗，可以在家中阳台、室内多种植些绿色植物，使用空气净化器与加湿器。普通口罩对于 $PM_{2.5}$ 基本起不到作用，如果要阻挡 $PM_{2.5}$ 需要佩戴医用 N95 型口罩。

## 走出误区

在预防大气污染方面，也存在一些误区，比如：①频繁洗鼻，这是无效的，同时会破坏鼻腔的自净功能；②盲目相信一些非正规的养生节目或民间偏方，吃猪血、木耳等所谓的清肺食品，其实这是完全无法清除呼吸道、肺部的空气污染物的；③吃竹炭食品，也完全无法吸附肺部的杂质。

## " 厨房油烟是家庭主厨罹患肺癌的重要危险因素 "

据统计，厨房油烟同不吸烟妇女肺癌的发生有明显关系。此外，常在厨房做饭者比不做饭者肺癌死亡率高出 1 倍。究其原因多是由于烹调方式和饮食习惯所造成的，而目前女性肺癌的发生率逐渐增高也被认为与厨房油烟污染存在密切关系。

上海市公布的一项流行病学调查研究发现，中青年女性长期在厨房做饭时接触高温油烟，会使罹患肺癌的风险增加 2～3 倍。专家调查后认为，由于厨房做饭时高温油烟产生有毒烟雾，使局部环境恶化，有毒烟雾长期刺激眼睛与咽喉，损伤呼吸系统，如果不加以保护，很容易使癌症发生。

在非吸烟女性肺癌危险因素中，超过 60% 的女性长期接触厨房油烟，做饭时经常有眼和喉的刺激感。有 32% 的女性喜欢用高温油炸食物，同时厨房抽油烟设备老化，厨房通风不良。还有 25% 的女性家中厨房连通客厅和卧室，冬天很少打开窗户做菜，高温油烟久久难以散去，甚至在睡眠呼吸中仍会吸入大量油污颗粒。这种病因在城镇中老年女性肺癌患者中特别突出，风险是其他人的 2～3 倍。

厨房油烟与做菜时油的温度有直接关系。当油烧到150℃时,其中的甘油就会生成油烟的主要成分丙烯醛,它具有强烈的辛辣味,对眼、鼻、喉黏膜有较强的刺激感,可引起鼻炎、咽炎、气管炎等呼吸道疾病。当油温达到270～280℃时,所产生的油烟可以导致细胞染色体损伤,这被认为和癌症的发生有关。当油温达到350℃时,除了产生丙烯醛外,还会产生其他有害物质,导致慢性中毒,容易诱发呼吸道和消化系统癌症。

## 医生提示

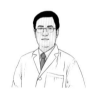

传统中式烹饪讲究火候,煎、炸、烧、烤,说白了都是高温烹饪,与西式烹饪相比,油烟更多,危害更大。远离油烟也是远离肺癌的一个重要方面。

提醒家庭主厨炒菜时注意以下几点,可以更健康。

1. 保持厨房通风,便于油烟排出室外。

2. 菜式多选清蒸、炖汤,少煎炸、爆炒、红烧,避免室内烧烤。

3. 在油冒烟前就下菜,避免油温过高。不要重复使用食用油,如炸过油条、丸子的油再炒菜用。

4.炒菜时少翻炒以减少油烟的产生。

5.烹调过程中始终开着抽油烟机。炒完菜 5 分钟后再关闭抽油烟机,这样可以更彻底去除厨房油烟。


# 部分房屋装修装饰材料可诱发肺癌

环境因素如部分房屋装修装饰材料导致的室内污染是诱发肺癌的重要原因之一。因为在装修时所使用的材料中存在大量的有毒气体,如甲醛、氨、苯、氡等。其中氡是一种天然放射性气体,无色无味,被世界卫生组织认为是最主要的"室内隐形杀手",同时也是 1 类致癌物。氡进入人体所产生的放射性会反复造成细胞损伤,基因突变,最终导致细胞癌变。大家普遍知道的是新房子装修完,会有苯和甲醛影响健康,其实氡比苯和甲醛更可怕,它是镭元素和铀元素衰变出来的,而它们完全衰变需要上千年,这样就会源源不断地产生氡气。

室内装修中用到的大理石、花岗岩都含有氡,如果建筑材料中天然放射性核元素含量过高,像某些煤渣砖、石材、轻型发泡混凝土等,也会导致室内氡浓度增高。世界卫生组织提示,氡的接触量与肺癌的发生成正比,每立方米内氡含量升高 100 贝克,患肺癌的风险可增加 16%。根据全球各地区平均的氡含量水平估算,由氡引起的肺癌病例占各地区所有肺癌的 3% ～ 14%。

## 医生提示

一定要注意房屋装修装饰材料的选择,不建议在卧室、婴儿房、老人房装修时使用大理石;不建议选择颜色鲜艳的石材(如深红色、墨绿色),因为这类石头存在氡污染的风险比较高。建议在装修前查看石材的检测报告,根据国家标准《建筑材料放射性核素限量》(GB6566—2010),石材被分为 A、B、C 三类,只有 A 类石材可用于家居内环境装修。此外,装修后还要注意通风,不要急于入住,待环境监测单位检测合格后再放心入住。

装修材料很重要,请选择环保部门认可的装修装饰材料。加湿器、空气净化器等均无法根除氡。

# 心理阴霾亦是肺癌的
## 潜在诱因

在现代医学中,精神心理因素被认为在癌症的发生和发展中起着重要作用。癌症好发于一些受到挫折后,长期处于精神压抑、焦虑、沮丧、苦闷、恐惧、悲哀等情绪的人。精神心理因素并不能直接致癌，但它却往往以一种慢性的、持续性的刺激来影响和降低人体的免疫力，增加癌症的发生风险。

心理学将人的性格分为 4 类：① 1 型性格，依赖性大，忧虑时容易产生绝望和无力感；② 2 型性格，依赖性小，但易生气和激动；③ 3 型性格，具有 1、2 型的两面性；④ 4 型性格，有自律性，应激能力好。统计纳入研究范围的人群疾病死因，也明显符合这样的规律。因此，又将 1 型性格称为"癌症性格"。

1 型性格的癌症患者患病前多经历了亲人离世、离婚、失业、失恋等重大生活变故。这类人群有如下性格或心理特征：性格内向、偏执，表面上逆来顺受、毫无怨言，内心却怨气冲天、痛苦挣扎，有精神创伤史；情绪抑郁，好生闷气，但不爱宣泄；生活中一件极小的事便可使自己焦虑不安，心情总处于紧张状态；表面上处处以牺牲自己来为别人打算，但内心又极不情愿；遇到困难，开始时不尽力去克服，拖到最后又要临时抱佛脚；害怕竞争、逃避现实，企图以姑息的方法来达到虚假的心理平衡。

人体神经系统、内分泌系统、免疫系统相互影响，一旦被心理阴霾长期困扰，就容易导致内分泌紊乱，器官功能失调，机体免疫力降低，易导致正常细胞向癌细胞转化，并躲开免疫系统的免疫监视作用。

保持愉快的心情，在婚姻、事业、家庭等遇到不顺利时要与亲友们多沟通、多交流，有利于不良情绪的排解。

## 既往有慢性肺部疾病史也是肺癌的致癌因素

肺结核是结核杆菌感染引起的呼吸道传染病，而肺癌则与慢性炎症损伤相关。已有明确证据证明，慢性阻塞性肺疾病、肺纤维化和尘肺是肺癌的致癌因素。目前，还没有发现肺结核与肺癌的发生有直接关系。但是，肺结核对肺部造成的慢性损害影响了支气管黏膜上皮的正常功能和机体的抗病能力，对肺癌的发生有间接的促进作用。

肺结核钙化的病灶、结核性瘢痕、陈旧性空洞及其支气管、肺泡上皮细胞增生、增殖等，与肺癌的发生有一定关系。临床上不乏陈旧性肺结核患者发生肺癌的病例。

因此，应彻底治疗肺结核，管控好慢性阻塞性肺疾病，不可忽略治疗后的追踪与复查。

# 职业危险因素是
# 肺癌的致癌因素

之前也有提到,厨师、专职家庭主妇会增加发生肺癌的风险。常见的肺癌高危工种有石油工、冶炼工、烟草加工、印染工、油漆工、矿工等。此外,可导致肺癌的职业危险因素是多方面的,如经常要接触化学品、辐射等有毒物质,包括砷、石棉、铬、镍、煤焦、芥子气、异丙油、矿物油,甚至烟草加热的产物等。

锡矿就是一个例子。据报道,某地锡矿工人的肺癌发病率曾一度超出正常人群的 10 倍以上,数千人因肺癌而死亡。后来研究发现,锡矿中的一种砷化物是致癌的"凶手"。

## 医生提示

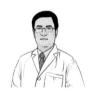

可致肺癌发生的相关工种都需要有完善的职业卫生防护措施。尤其要注意由于工作场所通风不良而引起的污染物严重超标问题,从职业致癌因素上最大限度地堵截肺癌的"后备军"。

建议高危职业人群进行每年一次健康体检或肺癌筛查。

# 家族遗传亦有可能是
# 肺癌的危险因素

遗传也有可能是肺癌的危险因素。有肿瘤家族史特别是有肺癌家族史者在触及某些致肺癌因素后，如化学性致癌剂、吸烟，比无肿瘤家族史者容易患肺癌。但是，并非家族中有人患肺癌，其他人就一定会患，因为癌症发生的原因是多方面的。养成良好的健康生活方式，增强个人体质，对防癌也是至关重要的。

中国医学科学院肿瘤医院肿瘤研究所完成的一项"遗传多态性和吸烟与肺癌风险"的研究提示，尽管肺癌似乎有家族聚集现象，但至今还没证据证明肺癌存在有特异性的易感基因。越来越多的研究支持肺癌是由不良生活方式、基因与环境相互作用引起的，致癌物代谢、基因修复以及细胞增殖和凋亡控制基因的遗传变异等都有可能是肺癌的重要遗传易感因素。

**走出误区**

虽然肺癌可能具有一定的遗传性，但这只是一种潜在的可能性，**并不是必然发生的**。为此，父亲或母亲曾患肺癌的人不必背上思想包袱。只要不吸烟，避免与苯并芘等致癌物频繁接触，适当注意营养并经常锻炼,定期进行早癌筛查,就不必为有肺癌家族史而太过担心。但同时,如果直系亲属中(父母、兄弟、姐妹、子女)有肺癌患者的,年龄 45 岁以上,同时存在长期吸烟等不良生活习惯的人群,则属于肺癌高危人群,还是推荐每年进行胸部低剂量螺旋 CT 筛查。

筛查

扫码看视频
获取更多知识

　　癌症不可怕,早筛早诊是关键。早期癌症治愈率可达 90% 以上,早诊早治是国际公认的提高癌症治愈率的最有效手段。

　　如何肺癌筛查? 哪些人群是筛查重点人群?

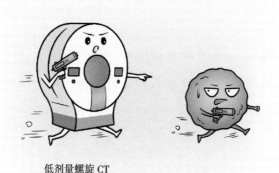

低剂量螺旋 CT

 　　请跟我们一起来了解肺癌的筛查吧。

> ## 胸部低剂量螺旋 CT 是
> ## 肺癌筛查的重要手段

### 什么是低剂量螺旋 CT

三早（早发现、早诊断、早治疗）是提高肺癌早诊率、延长生存率、降低死亡率的关键因素。通过筛查手段早期发现肺癌并接受规范治疗，可明显提高肺癌患者的治愈疗效，降低治疗费用并改善预后。

低剂量螺旋 CT 就是辐射剂量比常规 CT 低，但检测效果却不打折扣的 CT。通常所说的低剂量螺旋 CT 一般是指胸部低剂量螺旋 CT，主要是查看肺内病变情况。因为肺部含气量较高、密度值较低，所以使用低剂量射线就可以形成比较满意的图像。

肺部的放射影像学检查主要包括：数字化胸部 X 线检查、高分辨胸部 CT、低剂量螺旋 CT 等。

胸部 X 线检查的辐射剂量小，但图像不够清晰且容易遗漏微小病灶，对于心脏及大血管后的结节，不易发现。而高分辨胸部 CT 的图像清晰，是常规肺部疾病的诊断手段，但辐射大、价格贵，无法在查体筛查中广泛应用。低剂量螺旋 CT 的辐射量较小,且图像清晰,价格较低,可以满足肺癌筛查的需求,国际上均把胸部低剂量螺旋CT作为肺癌早筛的主要手段。

根据美国国家肺癌筛查试验在2011年报道的随机对照研究结果显示,与胸部X线检查相比,对肺癌高危人群采用低剂量CT进行筛查可使肺癌死亡率下降20%。

不同的检查方式,其发射性辐射是不同的,普通胸片辐射剂量约0.15msv,低剂量螺旋CT的辐射剂量约1.5msv,常规的胸部CT辐射剂量约7msv。

低剂量螺旋CT筛查是在保证图像清晰度的同时最大程度地减少患者的射线暴露,从而提高肺癌筛查的安全性。

 **哪些人需要接受低剂量螺旋CT肺癌筛查**

参考美国国家癌症综合治疗联盟(national comprehensive cancer network,NCCN)相关肺癌筛查指南建议,以下定义的肺癌高危人群建议每年进行一次胸部低剂量螺旋CT肺癌筛查:①年龄55～77岁,吸烟量≥30包/年,戒烟<15年;②年龄≥50岁,吸烟量≥20包/年,并且另需附加一项危险因素。注意:目前的NCCN指南并没有将二手烟、厨房油烟作为一个独立的附加危险因素。

## 医生提示

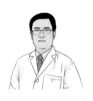

考虑到我国肺癌发病年龄比欧美国家提前约 5 年。我国筛查指南则建议"年龄 50 ～ 74 岁,吸烟量 ≥ 20 包 / 年,戒烟时间 < 5 年"的人群进行 CT 筛查。

请注意:吸烟量 = 每日吸烟包数 × 吸烟年数

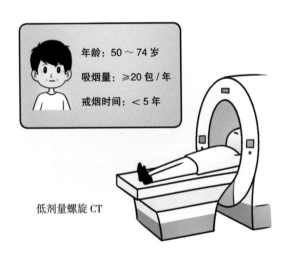

年龄:50 ～ 74 岁

吸烟量:≥20 包 / 年

戒烟时间:< 5 年

低剂量螺旋 CT

最后,想告诉大家,筛查后的结果判读及后续流程既复杂又难懂,这些事情就放心地交给专业医生处理吧!

# 肺结节,特别是磨玻璃结节
## 与肺癌发生的关系

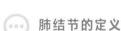 **肺结节的定义**

目前,随着全民体检意识的提高、早癌筛查项目的推广以及胸部低剂量螺旋 CT 的普及,发现肺部小结节的人越来越多,且充满着过度惊慌和疑虑,给自己和家庭带来了巨大的精神负担。拿到检查结果后,大多数人的第一反应是"肺结节! 是肺癌吗? 要不要尽快手术切除呀?"

肺结节,在影像学上表现为直径 ≤ 3 厘米的肺部阴影,可表现为磨玻璃结节和实性结节,可为孤立性或多发性。正常的肺质地偏软,磨玻璃结节好比磨砂玻璃一样,质地比正常的肺韧一些,但不像实性结节那么硬。根据实性成分的多少,分为纯磨玻璃结节和混杂性结节。顾名思义,纯磨玻璃结节是没有实性成分的,混杂性结节的实性成分比纯磨玻璃结节要多。

## 走出误区

判断结节是否为恶性，影像学上往往会有这些字眼：分叶、毛刺、血管、空泡、胸膜凹陷等。反过来，看到"钙化"往往良性的概率会更大。因此，首次做胸部 CT 检查看到"肺结节"的朋友们，先不用过于紧张担心，有 95% 以上的肺部结节其实为良性，不一定需要临床干预，更不需要手术切除。

很多肺结节其实是岁月留下的印记，是肺部陈旧性改变的烙印。

## 💬 发现肺结节如何处理

若首次 CT 检查发现了肺结节，首先建议朋友们放平心态，去专科医院就诊咨询，专科医生会根据结节的大小、质地、形态、位置、数量及生长变化情况给予建议，如随访观察、抗炎后复查、手术切除等。

需要强调的是，定期观察肺结节的变化最为重要。

### 正规抗炎

部分肺结节为炎性结节，经过两周正规消炎后，炎性结节会变小或消失。尤其是首次发现的肺结节，诊断性治疗可以避免不必要的手术。

## 密切随访

良性和恶性结节的根本区别在于,恶性结节会随着时间的推移而逐渐表现出侵袭转移的行为,如变大变实。影像学上模棱两可的结节,可采取随访的策略,既可以避免耽误手术,也不放过应该手术的时机。

## 手术切除

如在复查中,肺结节的大小、边缘和密度发生了变化,应考虑临床干预。随着微创外科技术的完善和推广,目前胸腔镜手术切口小、疼痛轻、恢复快,大大提高了患者术后的生活质量。

*对待肺结节,咱们要战略上藐视它,战术上重视它。*

 **肺结节的随访**

对于不同类型实性结节的随访策略

| 指南名称 | 结节直径 | 随访间隔/策略 |
| --- | --- | --- |
| 《NCCN临床实践指南—非小细胞肺癌（2019版）》 | ≤5mm | 12个月 |
| | 6～7mm | 6个月 |
| | 8～14mm | 3个月或PET |
| | ＞15mm | 增强CT和/或PET/CT |

| 指南名称 | 结节直径 | 随访间隔 / 策略 |
|---|---|---|
| 《中华医学会肺癌临床诊疗指南（2016 版）》 | ＜ 5mm | 12 个月 |
| | 5 ～ 15mm 无恶性征象 | 3 个月 |
| | ＞ 15mm 或 8 ～ 15mm 有恶性征象 | MDT/ 增强 CT、气管镜、PET、穿刺 |

对于不同类型部分实性肺结节的随访策略

| 指南名称 | 结节及实性成分直径 | 随访间隔 / 策略 |
|---|---|---|
| 《NCCN 临床实践指南—非小细胞肺癌（2019 版）》 | ＜ 5mm | 12 个月 |
| | ≥ 6mm 伴实性 ≤ 5mm | 6 个月 |
| | ≥ 6mm 伴实性 6 ～ 7mm | 3 个月或 PET |
| | 实性成分 ≥ 8mm | 增强 CT 和 / 或 PET |
| 《中华医学会肺癌临床诊疗指南（2016 版）》 | ≤ 8mm | 3 个月 |
| | ＞ 8mm | MDT/ 增强 CT、薄层 CT、穿刺、手术 /3 个月随访 |

对于不同类型纯磨玻璃肺结节的随访策略

| 指南名称 | 纯磨玻璃结节直径 | 随访间隔 / 策略 |
|---|---|---|
| 《NCCN 临床实践指南—非小细胞肺癌（2019 版）》 | ≤ 19mm | 12 个月 |
| | ≥ 20mm | 6 个月 |
| 《中华医学会肺癌临床诊疗指南（2016 版）》 | ≤ 5mm | 12 个月 |
| | ＞ 5mm | 3 个月 |

尽管各指南的内容不一，然而殊途同归，专科医生会根据患者结节大小、边缘和密度的变化，结合社会、家庭、经济、心理等

综合因素,给每位有肺部结节的朋友,量身制定随访和诊治方案。特别是直径小于1cm的肺小结节,给出的建议是定期复查。

肺结节不可怕,既来之则安之,请保持良好的心情,听从专业医生的建议,一切都会是最好的安排!

## 应该引起重视的肺癌相关症状

### 肺外症状——关节肿大

末端手指关节(少部分患者亦可表现为末端足趾关节)明显增宽、增厚,呈杵状膨大,伴有间歇性关节疼痛症状,医学上称为"杵状指"或"鼓槌指",其可作为严重心肺疾病的一个信号。

西方医学之父希波克拉底曾描述过该症状,但是其具体发生、发展机理至今尚未明确。儿童和青少年人群的杵状指表现多见于发绀型(可理解为缺氧型)先天性心脏病,感染性或风湿性心内膜、心瓣膜、心肌、心包疾病等;而对于中老年人群的杵状指表现,多因长期的慢性肺部疾病导致机体内持续、慢性缺氧状态,如支气管扩张、慢性肺脓肿、脓胸、肺气肿、肺纤维化等。此外,部分杵状指亦可由消化系统疾病引起,如吸收不良综合征、克罗恩病、慢性溃疡性结肠炎、肠结核、慢性细菌性痢疾、阿米巴痢疾、蛔虫感染、结肠多发性息肉、肝硬化等。

对于不明原因的手指关节肿大,还要警惕肺部肿瘤的可能。因具有神经内分泌功能的肺肿瘤细胞(包括类癌、小细胞癌、大细胞神经内分泌癌等)可产生某些特殊的内分泌激素、抗原和酶,并作用于关节部位,手指关节的 X 线片可表现为骨膜增生。杵状指在肺部肿瘤病灶很小时即可出现。因此,应重视无意中发现的手指关节肿大现象,及时完善胸部 CT 检查,早期发现隐匿的肺部肿瘤,实现早期诊断、早期治疗。临床观察发现,随着肺部肿瘤病灶的治疗,杵状指症状亦可得到改善,甚至消失。

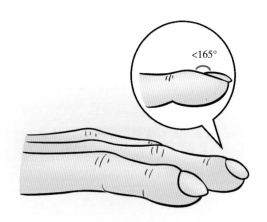

肺神经内分泌癌(小细胞癌)患者的杵状指表现

## 💬 咳嗽或刺激性咳嗽

咳嗽,呼吸系统疾病中最常见的症状,和所有呼吸系统疾病息息相关。咳嗽这么常见,如果一咳嗽就与肺癌相关联,那可真要谈"咳"色变了。所以,我们要了解什么样的咳嗽需要警惕。

首先,需要了解下肺癌为什么会出现咳嗽的症状。肺癌所致的咳嗽往往是肿瘤累及各级支气管所引起,与呼吸道感染所致的咳嗽、咳痰有所不同,前者是肿瘤在侵占我们肺部的地盘,后者则是细菌等微生物在我们的肺部繁衍生息。因而,肺癌所引发的咳嗽往往是无痰,或者伴少许白色黏液痰的刺激性干咳。

## 医生提示

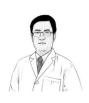

当我们既往没有感冒,也没有所谓的"上火",却出现频繁不止的咳嗽,持续两周以上,甚至在服用抗菌药物仍无效的情况下,建议前往医院排查一下肿瘤。对于吸烟者和日常会接触到石棉等致癌物的人群,出现无诱因的干咳时,更应该提高警惕。

## 💬 活动后出现胸闷、气喘

绝大多数早期肺癌患者不会出现任何呼吸道相关症状,但是如果发现自己或身边人出现逐渐加重的胸闷、气促甚至呼吸困难等症状,应警惕肺癌发生的可能。

一般而言,肺癌患者活动后出现胸闷、气促的原因可能有如下几个方面。

1. 肿瘤的原发灶较大或是转移淋巴结较多、较大,导致邻近气管或支气管受到压迫而产生呼吸道症状。

2. 肿瘤堵塞气管,出现阻塞性肺炎甚至肺功能丧失,引起相关感染症状。

3. 肿瘤侵犯周围淋巴管,导致出现癌性淋巴管炎。

4. 肿瘤侵犯心包,产生心包积液,影响心功能,进一步对肺功能产生影响。

5. 因肿瘤侵犯胸膜或恶病质导致的低蛋白血症产生的胸腔积液对肺组织的压迫,影响肺的通气功能。

6. 与肿瘤合并产生的慢性肺部疾病产生的相关症状。

如肺癌患者出现活动后胸闷、气促表现,往往可能提示病情已进入局部晚期阶段,急需进行治疗干预,否则病情会进一步恶化,乃至造成难以挽回的后果。

当然,除肺癌外,肺炎、肺结核、心脏疾病等均有可能出现相似症状,因此,如发现在轻度活动后随即出现胸闷、气促乃至呼吸困难等呼吸道症状,请及时就医,以免耽误病情。

 **咳血丝痰或咯血**

　　在影视作品中,当剧中角色出现咳出血痰的场景时,该角色往往在后续的剧情中会患上肺癌。现实中,咳出的痰中带有血丝也确实是肺癌的最典型症状。血痰是因为肿瘤细胞在肺中扩张领地时拆毁、破坏了支气管黏膜微血管,当然,在这场战役中,带血的痰液里也常常混有混战中脱离组织的肿瘤细胞,因而在进行痰细胞学检查时往往阳性率高。在生活中,口腔炎症、鼻出血甚至刷牙用力过猛时,都会偶尔有"血痰"的出现,不必太过惊慌。但若是每天或者不间断地出现血痰,还是建议及早就医,以免错过最佳的治疗时间。

扫码看视频
获取更多知识

做了 CT 为什么还要做 PET/CT？CT 发现了肺结节是不是就是肺癌了？气管镜太难受了，可以不做吗？为什么要穿刺？肺穿刺有危险吗？医生，是不是抽一滴血就可以诊断肺癌了？我的肿瘤指标升高了，是不是得肺癌了？

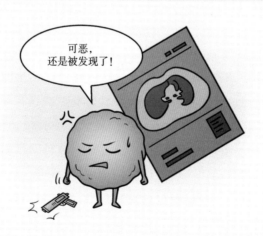

这些困扰大家的问题都可以在这里找到答案。

目前，诊断技术日新月异，各种诊断方法各有千秋，如何更好地诊断肺癌，请跟我们一起去了解肺癌的诊断吧！

> ## CT 检查是诊断肺癌的关键

随着医疗科技手段的不断进步,高端医学影像设备逐渐得到应用和推广,CT 作为其中发展较快的技术之一,为医学的进步作出了巨大贡献。近年来,CT 因辐射剂量更低、时间更短、图像更清晰等优势,得到了广泛的应用。

## 💬 什么是 CT

CT 是英文 computed tomography 的缩写,中文意思是电子计算机断层扫描,是一种利用 X 线的穿透作用来成像的检查技术。通俗地说,CT 是利用精确准直的 X 线束与灵敏度极高的探测器一同围绕人体某个部位进行连续断面扫描,根据人体不同组织对 X 线吸收与透过率的不同,经计算机处理后得到人体内部结构的断层图像,其扫描时间快、图像清晰,对疾病的检出、定位定性诊断、分期和疗效具有重要的参考价值。

CT 和 X 线摄影检查都是基于 X 线源成像,具有 X 线源成像的基本特征。关于两者的区别,首先,普通 X 线摄影检查得到的是一幅二维的、各组织结构互相重叠的图像,它不能将各种器官区分开。其次,普通 X 线摄影密度分辨率低,只能区分密度差别大的脏器,如肺、骨骼等,对密度差别不大的脏器,如肝、胰等大部分组织脏器无法显示,也就是说 X 线摄影是"压扁"地看人体。那么,相比之下 CT 的本领就大得多了,与 X 线摄影相比,CT 显示的是人体的横断面图像,它可以一层一层地显示人体结构,得到无层面外组织结构干扰的横断面图像,避免了器官前后重叠造成的影响。CT 的密度分辨率更高,能显示更细微的人体结构。此外,CT 还有一个强大的本领,它能将切成的一层一层横断面图像,通过计算机的后处理技术,重建成二维和三维图像,还原出一个立体的人。CT 就像是医生的眼睛,在纷繁复杂的疾病诊断中发挥着重要作用。

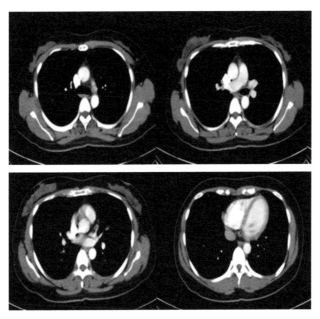

胸部横断面图

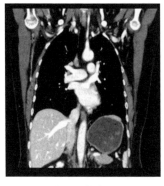
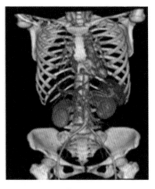

重组冠状位图 　　　　　　三维重建图

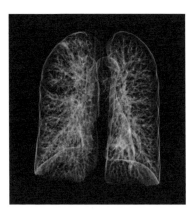

肺部三维重建图

　　CT 分为普通平扫和增强扫描。普通平扫能帮助发现大部分病变,但是相对来说,它的信息量不如增强扫描的大,增强扫描能够帮助明确病灶的血流情况及病灶与周围正常组织的关系。

## 增强扫描到底"强"在哪里

　　增强扫描是一种血管内注射对比剂后再进行扫描的方法。注射对比剂后,血液内对比剂浓度增高,血管和血供丰富的组织器官或病变组织含碘量升高,而血供少的病变组织含碘量低,正常组织与病变组织之间由于碘浓度差形成密度差,可以显示普通平扫未被显示或不清楚的病变。病变组织密度的增加称为增强或强化,强化的原因在于病变组织内新生血管增多、血流丰富或血流缓慢,血管系统结构或屏障遭到破坏,对比剂进入或更多进入病变组织并发生积蓄。

 **增强扫描的临床优势**

　　1.可提高病灶,尤其是小病灶的检出率。

　　2.有利于定位病灶,增强后,可更清晰地显示病灶大小、范围、血供情况,以及病变组织与周围组织的毗邻关系。

　　3.可提高良、恶性肿瘤的定性诊断能力。

　　4.提高肿瘤分期的准确性,为治疗的判断提供信息。

　　5.鉴别血管性和非血管性病变。

简单来说,增强扫描的检测能力更强大一些,对了解个人的身体情况更全面,对于结果的判断也更准确,是普通平扫的升级版。

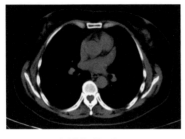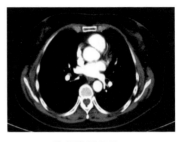

胸部普通平扫　　　　　　　　　　胸部增强扫描

 **CT 辐射的影响到底有多大**

既然 CT 是利用 X 射线在起作用,那么有些辐射是必然的。随着 CT 应用的普及辐射问题也逐渐受到大家的关注,无法感知的辐射甚至让人们有些担心。

辐射的本质是能量的交换与传播,宇宙中任何非绝对零度的物体都存在辐射,也就是说,辐射无处不在。依照是否能使物质的原子或分子电离形成带电粒子这一标准,辐射分为非电离辐射和电离辐射。

非电离辐射能量较低,又称电磁辐射,如紫外线、可见光、微波、无线电波等,由于它们的频率和能量较低,不足以使原子中的电子游离而产生带电的离子,这种辐射在日常生活极为常见,我们身边的手机、显示器、微波炉等都会发生，正常使用不会影响健康，因此不需要防护。

电离辐射则指波长较短、能量较高，能使物质产生电离作用的辐射，如 α 射线、β 射线、质子、中子以及 X 射线、γ 射线等，在足够强度下会对人体造成伤害，是需要防护的。电离辐射又分为天然辐射和人工辐射。天然辐射来自大气层外的宇宙辐射和来自土壤、水和空气中发现的天然放射性物质。我们平时摄入的食品、水和空气中都有微量的天然放射性物质。氡就是一种自然界的放射性气体，是主要的天然辐射源，而最为常见的人工辐射则来自医疗辐射，如 X 线摄影、CT、PET/CT 等。

CT 会致癌吗？CT 致癌风险怎么评估？该不该为降低射线量而降低诊断质量？这可能是每个患者、家属心中的疑问。

谈到辐射时，我们应该关注辐射的剂量，辐射剂量的国际单位是希沃特（Sv），它可以反映各种射线或粒子被吸收后引起的生物效应强弱。

我们生活当中无时无刻在接受辐射，剂量究竟是多少呢？

乘飞机旅行，2000 千米的辐射剂量约为 0.1mSv；每天抽 20 支烟，每年的辐射剂量为 0.5 ～ 2mSv；地铁安检，乘客每年可能接受的辐射剂量 < 0.01mSv；每人每年所接受的天然背景（本底）辐射剂量为 2mSv 左右。我国放射防护标准规定放射工作人员每年辐射剂量限值是 50mSv，5 年内每年接受的平均辐射上限是 20mSv。

## 做一次 CT 辐射剂量是多少

根据国家发布的《X 射线计算机断层摄影成年人诊断参考水平》，单部位的胸部 CT 扫描辐射剂量约 6mSv，一次肺癌筛查的低剂量 CT 辐射约为 1mSv，甚至更低，也就是说患者接受的辐射剂量是控制在安全数值范围内的。

那么，我们该如何看待 CT 的致癌风险呢？该不该为降低射线量而降低诊断质量呢？

受到电离辐射后，理论上是有可能诱发身体产生基因变化的。射线导致细胞部分 DNA 断裂，损伤细胞会进行基因修复，在修复过程中，极少数可能出现基因突变，虽然这种变化可能会提高肿瘤发病率，但并不是人体受到辐射后就会发生癌变，因为我们每天可能都在经受自然辐射，只是辐射剂量很小而已。

人体对于辐射有一定的耐受能力，在人体的耐受范围内，是不会发生癌症的。只有当辐射量超出人体的耐受程度，才会增加癌症的风险，如年总辐射超过 100mSv，患癌的可能性约为 1/130，每年增加 100mSv，患癌的风险约增加 0.55%。

值得注意的是，低于 100mSv/ 年的辐射对人群癌症发生率的影响和本底辐射并无差异。而患癌的日后风险和目前获益是无法比较的，CT 辐射致癌的风险，可以理解为数年后发生癌症的风险，而一次 CT 扫描而患癌症的额外风险不到 1/2000，CT 检测获益和风险比较来说，风险是微乎其微。另外，为降低放射剂量而导致的不具备诊断价值或诊断价值不足的 CT 扫描，不仅无益于临床诊疗，甚至会导致误诊或误治。

因此，对于 CT 检查致癌所造成的恐惧或逃避是没有科学根据的。反之，由于检查时剂量不足导致的误诊或由于恐惧而不去做必要的检查所带来的延误诊断风险，更需要关注。再者，癌症患者需要每隔几个月进行一次 CT 检查，以确定治疗效果。虽然从理论上来讲，反复的 CT 检查有可能会让他们在未来再次患上癌症，但现有癌症所出现的并发症的风险要大得多，CT 检查的获益相对于风险，获益更大。

## CT 与低剂量螺旋 CT 的区别

为了解决 CT 辐射的问题，低剂量螺旋 CT 应运而生，它的辐射剂量比常规 CT 小，降低了 75% ～ 90%，从而达到减少辐射的目的。低剂量螺旋 CT 主要适用于健康体检、高危人群筛查、肺癌筛查等，是一种经济、科学的检查方法。

目前，全球发布的肺癌筛查指南均推荐采用低剂量螺旋 CT。国内外研究均显示，低剂量螺旋 CT 可显著提高肺癌检出率并降低肺癌相关死亡率，具有较高的灵敏度和特异度。

低剂量螺旋 CT 也是《中华医学会肺癌临床诊疗指南》中推荐使用的肺癌筛查方法。由于胸部中充满气体的肺和软组织之间存在很高的固有对比度，所以即使低剂量也能获得满意的效果。2021 版《中国肺癌低剂量螺旋 CT 筛查指南》中建议扫描矩阵设定不低于 512×512，管电压采用 100 ～ 140KVp；管电流 ≤ 40mAs。低剂量螺旋 CT 相比 X 线摄影，更为清晰，它能发现小于 5mm 的肺部微小占位，同时克服了 X 线摄影对非钙化小结节不敏感的缺点。

2011年，美国国家肺癌筛查试验的随机对照研究结果显示，与X线摄影相比，运用低剂量螺旋CT对肺癌高危人群进行筛查可使肺癌死亡率降低20%。

肺癌的治疗效果与病变发现的早晚密切相关，晚期肺癌5年生存率小于20%，原位癌及早期肺癌5年生存率已接近100%。肺部疾患如果能够早期发现和干预，结局会截然不同。

可以说，胸部低剂量螺旋CT就像是火眼金睛的"侦察兵"，可以发现一个个微小的肺部结节。尽管低剂量螺旋CT具有辐射剂量低、病灶发现率高、可早起发现微小病灶、快捷等特点，但是它也不是万能的，如果要精确诊断病灶，有时还是需要常规剂量的CT检查，因为低剂量螺旋CT的图像清晰度是有所下降的，而有些病灶是需要高分辨率或增强扫描来发现问题的。

## CT 在肺癌诊断中的作用

肺癌是我国发病率和死亡率最高的恶性肿瘤，由于肺癌发生、发展的隐蔽性及患者的疏忽，导致发现者多为中晚期，且疗效不佳。因此，尽早发现、界定癌前病变人群，进行针对性干预是预防肺癌较好的策略之一。

肺癌的影像学检查方法包括X线摄影、CT、MRI、PET/CT、超声、核素显像等方法。胸部CT可有效检出早期周围型肺癌，明确诊断病变所在部位和累及范围,是目前诊断、分期、疗效评价和随诊的主要影像学检查手段,可以说 CT 是目前肺癌诊治的一把利器。

胸部 CT 在肺癌的临床应用中有如下几点。

1. 肺癌的筛查　前文我们已经介绍了,低剂量螺旋 CT 在肺癌筛查中可起到举足轻重的作用,通过对高危人群的筛查,可降低约 20% 的肺癌死亡率。

2. 肺癌的诊断　CT 的密度分辨率高,可检出直径仅 2mm 以上的微小结节及隐秘 X 线重叠区部位(如心影后、横膈上、纵隔旁、锁骨及肋骨投影区)的病灶。CT 的容积采集以及通过薄层重组和三维重建可对病变进行全面分析,确定病灶的数目、大小或边界,确定病灶的性质。大多数肺部结节可以通过普通平扫从形态学特征上区分良、恶性,部分肺内孤立结节形态特征不典型,可能导致误诊。因此,临床中会借助增强扫描评价肿瘤血管,从而鉴别肿瘤的良、恶性,恶性结节的增强程度往往比良性结节增强程度更大。近年来,CT 能谱成像也有对良、恶性结节的诊断研究。

3. 肺癌的 TNM 分期　"TNM"是从三个方面描述肿瘤的解剖范围,T 描述原发肿瘤的范围,N 描述淋巴结受累情况,M 描述远处转移。肺癌 TNM 分期第 8 版相关指南指出,T 分级通过 CT 扫描完成,N 和 M 分级通过 CT 和 PET/CT 扫描完成。可见,CT 对于肺癌患者的临床分期和治疗原则的制订有着重要作用,是肺癌分期的常用工具之一。CT 可对原发肿瘤进行较好的可视化,可精确测量肿瘤大小和胸腔内侵袭程度,可观察肺门及纵隔有无增大淋巴结。

4.肺癌的疗效监测及预后评估　肺癌患者在接受手术、放疗或化疗等治疗手段之后,如何准确、及时地检测治疗效果至关重要。肺癌治疗效果的评价标准遵循实体肿瘤的疗效评价标准,根据治疗前后靶病灶的大小变化来评估治疗效果。CT 是目前用来评估肺癌疗效最有效和重复性最好的检测方法。但是,CT 也存在一定的局限性,CT 是依据测量病灶大小的变化对疗效进行评价,无法观察肿瘤内部坏死情况、微血管变化情况等,不能早期快速地反映疗效。

目前,一些新的成像方法,如光谱 CT 等技术的出现,有望改变传统 CT 以 CT 值为标准的单一参数成像,真正实现 CT 影像从解剖到功能,分子水平的跨越,为肺癌影像学提供更多信息。

## PET/CT 是肺癌诊断的尖端武器

 **什么是 PET/CT**

PET 是正电子发射断层显像(positron emission tomography)

的英文缩写,采用正电子放射性核素或其标记活性物质为显像剂来了解全身脏器功能及代谢变化;CT是计算机体层显像,利用X线观察特定部位形态学特点,如解剖结构、形态、大小、密度等,现已广泛应用于临床。将PET与CT有机整合到同一台设备中,并把PET功能代谢图像与CT解剖影像进行同机融合显示,即形成了PET/CT。

为了使大家有更为生动的理解,我们打个形象的比喻:两个鸡蛋,一生一熟,传统影像学检查方法,如CT、MRI能确认这两个是鸡蛋,但无法区分生熟的属性;PET能辨别生熟,但无法确认为鸡蛋。而PET/CT一体机则可以准确分析出是两个鸡蛋和一生一熟的信息。因此,如果把CT比作为茫茫人体检查中的航行图,那么PET就是航标。

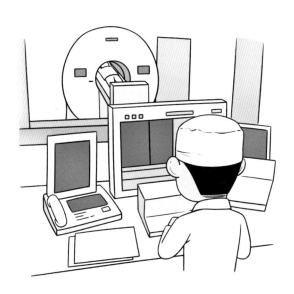

众所周知,恶性肿瘤细胞与正常细胞有所不同的是,恶性肿瘤细胞生长需要更多的营养,是人体内的"强盗"。绝大多数恶性肿瘤的增殖活性和代谢水平远高于正常组织,特别是恶性肿瘤细胞具有无限增殖的特性,其分裂增殖能力比正常细胞快,能量消耗相应增加。营养物质如葡萄糖、蛋白质和核酸等为组织细胞能量的主要来源,恶性肿瘤细胞的异常增殖需要营养物质的过度利用。因此,恶性肿瘤摄取葡萄糖、蛋白质和核酸等营养物质的能力远远高于其他正常组织。同时有些恶性肿瘤,如乳腺癌、前列腺癌、神经内分泌肿瘤等,这些肿瘤细胞存在某些受体或抗体高表达现象。肿瘤细胞的病理生理改变与正常组织细胞之间存在明显差异性,此为 PET/CT 显像的基础。

利用恶性肿瘤及其转移灶细胞高葡萄糖代谢这一特点,向患者体内注射一种能发射"信号"的放射性核素(通常是 $^{18}$F)标记的葡萄糖类似物,即 $^{18}$F-FDG(氟 18- 氟代脱氧葡萄糖)显像剂,这种能够发射信号的 $^{18}$F-FDG 就像"卧底"一样大量潜伏在肿瘤内部,并向体外发出肿瘤细胞生长代谢方面的情报信息。而 PET 就是探测信号的"雷达",把探测到的信号以不同颜色形式传递给医生,就如同在人群中给坏人涂上颜色。CT 是利用 X 线观察特定部位的形态学特点,如解剖结构、形态、大小、密度等,犹如 GPS 定位器,能够准确找到疾病的位置。PET/CT 兼具 PET 和 CT 的功能,但它绝不是两者功能的简单叠加,而是将 PET 和 CT 优势互补,实现"1+1 > 2"的效果,即一次检查同时集合疾病功能代谢变化和精准的解剖结构,获得丰富的病变信息,作出更精准的诊断。同时,肿瘤细胞的原发灶和转移灶具有相似的代谢特性，一次注射就能进行全身显像，$^{18}$F-FDG PET/CT 显像对于了解肿瘤的全身累及范围具有独特价值。

除了利用恶性肿瘤的高糖酵解的特点外，还可以应用正电子放射性核素标记恶性肿瘤的其他病理、生理改变所形成的物质，如氨基酸、脂肪酸、配体拮抗剂或者抗体等，形成与肿瘤发生、发展各个阶段高度相关、极具特征的显像剂，如 $^{11}$C- 氨基酸、$^{11}$C- 脂肪酸、$^{111}$In- 奥曲肽（一种生长抑素受体）、雌激素和雄激素受体显像剂等，这些显像剂引入人体后参与细胞代谢，在体外通过 PET 显像仪器以图像形式直观显示出来，能够精准、定量地反映肿瘤组织与机体正常组织细胞病理生理改变的差异。不过这些显像剂目前临床应用还不是很广泛，只在部分特定疾病及特定检查目的中有所使用。

反映葡萄糖代谢的 $^{18}$F-FDG 是目前临床上最广泛应用的显像剂，我们常说的 PET/CT 其实泛指的是 $^{18}$F-FDG PET/CT 显像。下面我们主要认识和了解 $^{18}$F-FDG PET/CT 显像。

### PET/CT 与肺癌诊断

肺癌已成为人类癌症死亡的主要原因之一，也是我国的第一大癌症，发病率和死亡率均居癌症之首。因此，早期发现、早期诊断、正确分期和合理治疗对延长肺癌患者生命，改善其生活质量具有重要意义。PET/CT 作为一种集功能影像与解剖影像为一体的先进诊疗设备，自临床应用以来，在恶性肿瘤尤其肺癌的应用上得到广泛认可。

## PET/CT 在肺癌诊断中的应用

孤立性肺结节是早期肺癌的常见表现,且大多数缺乏典型的形态学表现。CT 诊断孤立性肺结节主要依靠其形态特征及供血状态,然而大量临床病例表明,相当多的形态特征因素交叉存在于良恶性结节中,对于临床确诊造成局限。$^{18}$F-FDG PET/CT 对肺结节进行显像,能够同时获得肿瘤形态特征及肿瘤葡萄糖代谢程度信息,在孤立性肺结节的诊断敏感性上高于常规CT。在一定程度上,肿瘤的恶性程度与肿瘤组织的 FDG 摄取成正比。

## PET/CT 在肺癌分期中的作用

肺癌的 TNM 分期(原发灶、淋巴结、远处转移分期)是肺癌诊断及治疗方案选择的一个非常关键的步骤,准确的临床分期能够为选择正确的治疗方案保驾护航,既避免了因分期不足带来的不必要的治疗措施,又避免了因分期过高而失去根治性治疗的机会。PET/CT 作为一种全身显像,其最大的优势是能够清晰地显示病变在全身的分布情况,做到一站式分期,准确显示原发灶和全身病灶的累及情况,从而达到精准分期。

## PET/CT 在肺癌疗效监测中的作用

肺癌患者在接受手术、放疗或化疗等治疗手段之后,如何准确及时地检测,对于治疗效果至关重要。传统的肺癌疗效评价主要基于 CT 测量的病灶大小的变化,但这种评价方法存在较大局限性。因为在肿瘤广泛转移的情况下,我们是无法对所有肿瘤病灶的大小进行测量的,这就导致了我们在进行疗效评估时,如果只根据肿瘤大小判断治疗是否有效，必然会存在很大误差。更为重要的是，肺癌对放疗、化疗的反应首先表现为代谢降低、肿瘤增生减缓或者停止，随后才出现肿瘤体积的改变。PET/CT能提供以生化和生物学特征为基础的功能代谢信息，可在治疗的早期显示肿瘤组织的代谢变化，对于早期评价治疗效果具有重要意义。

恶性肿瘤治疗后经常出现复发或者转移，早期发现肿瘤的复发及转移，可以及时采取治疗措施，延长患者生存时间，提高生存质量。特别是手术或放疗后病灶局部出现的变化，传统的检查手段，如 CT、MRI 等，难以鉴别是治疗引起的纤维瘢痕组织，还是肿瘤残留或者复发。$^{18}$F-FDG PET/CT 显像在这方面具有明显的优势，因为复发的肿瘤组织的葡萄糖代谢率明显高于治疗后形成的纤维瘢痕组织，同时 $^{18}$F-FDG PET/CT 全身检查可以及时发现新的转移灶。

**医生提示**

PET/CT 作为一种无创性全身检查，可以重复多次对肺癌患者的疗效进行动态监测，及时发现问题，协助临床医生及时调整治疗方案，免除无效且有副作用的治疗，为患者赢得治疗时间，从而使患者得到最大的治疗效果。

## 走出误区

虽然 PET/CT 在肺癌的诊断、分期及疗效监测中具有重要价值，但它并不是万能的，如在肺内单发结节诊断中，由于炎症细胞也会出现葡萄糖高摄取，因此 $^{18}$F-FDG PET/CT 对结核、炎症与肿瘤的鉴别诊断上存在一定的局限性。同样，在鉴别肿瘤残余组织的高 FDG 摄取是残留活性肿瘤细胞异常摄取还是炎症细胞摄取上也存在一定困难。因此，临床上对于良恶性疾病的诊断以及鉴别肿瘤残留或者纤维瘢痕组织并不能百分之百通过 PET/CT 明确。PET/CT 也不能完全取代诊断性 CT、MRI、胃肠镜甚至超声等其他相关检查，每项检查都有其优势。我们只有在充分了解每一种疾病的特征，掌握每一项检查的优劣势的情况下才能对这些检查进行优势互补，最大程度发挥现代医学利器的价值。

了解了 PET/CT 在肺癌中的临床应用之后，接下来介绍一下 PET/CT 检查的大致流程以及这个检查的一些注意事项。俗话说"知己知彼，百战不殆"，毕竟这个检查的价格不低，检查时只有按要求做好准备，才能获得最佳的显像效果，发挥 PET/CT 的最大价值，让每一分钱都花在刀刃上。

### 第一步　显像前准备

检查前 24 小时建议受检者采取高蛋白、低糖饮食,检查前 6 小时需要严格禁食、禁饮料,避免服用止咳糖浆等含糖类药物,含葡萄糖的肠外营养或静脉补液也应当停用,可以喝白开水或纯净水。

此外,糖果、口香糖之类的小零食也切记不要吃。

为什么呢?

有两个主要原因:首先,我们常说的 PET/CT 显像是指 $^{18}$F-FDG PET/CT 显像, $^{18}$F-FDG 的分子结构是葡萄糖类似物,可以参与到人体的糖代谢中,人体细胞无法区分 $^{18}$F-FDG 与葡萄糖,它们都会被同等地摄取和运输,因此 $^{18}$F-FDG 和葡萄糖会互相竞争细胞膜上的转运位点。当血糖浓度过高,会导致肿瘤细胞摄取 $^{18}$F-FDG 相应减少,不利于肿瘤的检出;而降低细胞外的血糖浓度,则会增加肿瘤细胞对 $^{18}$F-FDG 的摄取,从而突出高代谢病灶。另一方面,血糖浓度的升高会促进机体分泌更多胰岛素,胰岛素则会加速胰岛素敏感的组织(如心肌、脂肪、骨骼肌等)摄取葡萄糖,而肿瘤组织为非胰岛素敏感组织,胰岛素不会增加肿瘤细胞对葡萄糖的摄取。因此,胰岛素的分泌会导致葡萄糖及其类似物(如 $^{18}$F-FDG)在体内分布向正常组织偏移,使病变组织对 $^{18}$F-FDG 的摄取降低,难以被发现,从而影响诊断。综上所述,要求检查前 6 小时严格禁食、禁饮料,否则会导致图像质量不合格,得不偿失。

## 第二步　药物注射 + 等候显像

$^{18}$F–FDG 注入人体后,在体内通过血液循环运输到各个脏器,大约需要 1 小时被身体各个脏器充分吸收并达到平衡状态。因此,注射 $^{18}$F–FDG 显像剂后,需要安静等待大约 1 小时才进行扫描。在这等待的 1 小时内,受检者需要安静休息,因为过多的运动会导致相应肌肉血供增加,葡萄糖消耗与代谢也会增加,使 $^{18}$F–FDG 显像剂过多地聚集到相应肌肉组织中,如过多走动可导致腿部肌肉 $^{18}$F–FDG 摄取增加,重复咀嚼(如嚼口香糖等)会导致咀嚼肌的显著摄取,重复不断发声(如小朋友持续不断哭闹)引起声带、口腔及喉部与发声相关的肌群摄取增加。而前面我们说过,$^{18}$F–FDG PET/CT 的显像原理就是利用病变的高葡糖代谢活性,这样我们就无法判断是活动后导致的肌肉代谢增加,还是病变引起的代谢增加,从而干扰医生的诊断。因此,在注射 $^{18}$F–FDG 后等待的过程中,建议受检者保持平卧位或坐姿,安静、避光,进行休息,让显像剂正确分布,这样结果也更能反映受检者身体的真实情况。

另外,在检查前一天,也应避免剧烈运动,限制进行慢跑、骑车、举重物以及重的家务劳动等,避免肌肉过多摄取葡萄糖。

## 第三步　喝水 + 排尿

$^{18}$F–FDG PET/CT 检查时,喝水、排尿是十分重要的环节。一般来说,喝水有三个关键的时间段。

1.$^{18}$F-FDG 注射后,检查开始前　注射药物后,受检者一般需要安静休息 1 个小时。在这个时间段内,建议受检者按正常的饮水速度,间断地饮用约 500 毫升水。这些水一部分经肾脏形成尿液,促进未被摄取的 $^{18}$F-FDG 排出;另一部分经胃进入肠道,使肠道充盈,显像更加清晰。

2.PET/CT 扫描前　较快速地一次性饮用约 500 毫升水,使胃部充盈,显像更加清晰。水在胃中大概经过数分钟到十几分钟就可以完全排空,如果喝得太早,到检查时水已经从胃中排到肠道中,就起不到充盈胃部的作用了。当然,喝水的量也要因人而异,如果感到恶心、反胃,说明水喝得太多了,这时候就不要勉强把水喝完,以免造成呕吐。

3.PET/CT 检查后　多喝水、多排尿,使 $^{18}$F-FDG尽快排出体外,缩短药物在体内滞留的时间,把药物对身体的辐射降到最低。当然,并不是所有人都适合上述的"喝水三部曲",有的患者因为食管或胃部病变,或因为身体比较虚弱,不能喝太多水,这些患者应提前告知医生具体情况,让医生来选择更合适的检查流程。年纪较小的儿童也不宜喝太多水,避免造成呕吐和误吸。


此外,注射 $^{18}$F-FDG 后药物会通过尿液排出体外,膀胱内有尿液时,可能会导致盆腔的疾病被隐藏无法发现。因此,需要在检查前去洗手间排尿清空膀胱,再做检查。

## 第四步　显像过程中

　　检查过程中,受检者将在检查床上平躺,双手上举过头顶,检查过程中应尽可能保持身体不移动,因为身体的移动会导致无法获得有效图像,从而难以判断病灶。检查时间为 15 ~ 30 分钟,具体时间主要与受检者注射的显像剂剂量及机器探测的灵敏度有关。

## 第五步　显像结束后

　　显像结束后受检者需要在等候区等待医生初步阅览完图像,保证图像质量合格方可离开。如图像质量不能达到临床诊断需要,有可能会被要求二次扫描。二次扫描不需要再次注射显像剂,不需要额外付费。

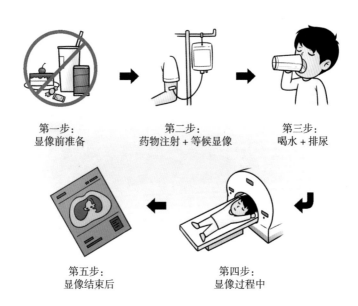

第一步:
显像前准备

第二步:
药物注射 + 等候显像

第三步:
喝水 + 排尿

第五步:
显像结束后

第四步:
显像过程中

**为什么要二次扫描呢？主要有以下几种情况。**

1.PET 图像和 CT 图像对位不良　这种情况的出现主要是由于检查过程中受检者身体动了，或者受呼吸运动和胃肠蠕动影响，某些部位观察不清，比如胃肠蠕动掩盖肝、胆的病灶，呼吸运动影响到肺下部及肝、胆等上腹部病灶，导致局部图像模糊。二次显像一般只做局部显像，相对显像时间较短，相当于相机的快门设置时间短，受运动的干扰就小，图像会更清晰。

2.减少胃肠生理性摄取的影响　前面说过，检查时胃要充盈起来病灶才能看得清楚，所以在进行扫描前会让受检者快速大量饮水（500 毫升左右）使胃充盈，便于观察胃壁的情况。但在实际临床工作中经常有部分受检者未能很好地遵守医嘱，那么怎么办呢？只能重新饮水把胃充盈好再扫描一次了。

3.泌尿系统病变被尿液所掩盖　由于所使用的显像剂 $^{18}$F-FDG 大部分从泌尿系统排泄，一般扫描时会呈现肾脏、输尿管、膀胱中 $^{18}$F-FDG 浓聚的情况，因此怀疑泌尿系统有疾病时就需要通过延迟显像把尿液多次排空，此时泌尿系统不会有尿液积聚的干扰，从而把病灶清晰地显示出来。通常情况下会要求受检者多饮水、多排尿，排 1～2 次，增加对比度。延迟时间多在常规显像后的1.5～2 小时，有时甚至可能需要再次延迟。

4.实质脏器的良恶性鉴别有时要做延迟显像　由于

$^{18}$F-FDG 是葡萄糖的一种类似物,能被恶性和部分良性病变吸收、摄取。一般来说,恶性病变对 $^{18}$F-FDG 是"易进不易出",摄取会持续升高;而良性病变在一定时间内随着时间延长,对 $^{18}$F-FDG 的摄取可能会逐渐下降。延迟显像是对常规显像的补充,能对疾病的鉴别诊断提供更多有效的信息,而根据病变部位和摄取量的变化,有助于医生出具一份更为准确的报告。

5. 感兴趣的部位没扫到,需要做二次显像  这种情况比较多见的是恶性黑色素瘤,比如病灶在手背或脚掌,由于目前临床应用的绝大部分 PET 的扫描视野有限,一次扫描难以包全受检者的四肢,此时可能需要进行双上肢或双下肢的二次显像。

综上,受检者检查完后一定要回到休息室听从医生安排,而不是一走了之。

 **PET/CT 的放射性损伤**

随着 PET/CT 的广泛应用,进行 PET/CT 检查的患者越来越多。许多患者和家属因为害怕核医学射线"避之不及",谈"核"色变,增加了 PET/CT 检查患者的孤立感和恐惧感。

## PET/CT 检查安全吗

在此,我们重新回到先前讲过的辐射剂量问题。对于正常人而言,如年总辐射超过 100mSv,患癌的可能性约 1/130,并且每增加 100mSv/ 年,患癌的风险约增加 0.55%。但是要注意的是,低于 100mSv/ 年的辐射对人群癌症发生率的影响和本底辐射并无差异。以一位体重约 60 千克的成年人为例,做一次 $^{18}$F–FDG PET/CT 所接受的辐射剂量一般低于 20mSv,其中 $^{18}$F–FDG 的辐射剂量约 5mSv,即使加上本底辐射,都远低于 100mSv 这个水平。由此可以看出,单次影像扫描的受检者所接受的辐射剂量较小,不会对该患者造成有统计意义的损伤。

不同于 CT 检查,接受 PET/CT 检查的患者被注射放射性药物后,患者即成为"移动的辐射源",像太阳一样向周围辐射。而 CT 检查的患者接收的是外照射,一旦离开辐射场所即和普通人一样。所以,接受 PET/CT 检查的受检者家属及周围的人群可能也会受到电离辐射,那对受检者家属及周围人群安全吗?

答案是肯定的。

PET/CT 受检者在不同的时间和距离所测得的辐射值

| 距离 / 米 | 剂量当量 / ( μSv·h⁻¹) | | |
|---|---|---|---|
| | 注射即刻 | 1 小时 | 2 小时 |
| 0.5 | 70.2 ± 19.1 | 46.5 ± 11.2 | 30.0 ± 9.3 |
| 1.0 | 26.1 ± 7.2 | 14.8 ± 5.1 | 10.1 ± 4.3 |
| 2.0 | 9.3 ± 3.7 | 5.1 ± 2.3 | 3.4 ± 1.6 |

表中反应的是 PET/CT 受检者在不同时间和距离所测到的实际辐射值。从表中可以看出，患者接触的人群所受到的辐射剂量也相当低。举例来说，与一个刚做完 PET/CT 检查的患者共同乘坐公共交通工具约 0.5 小时，距离 1 米，所接受的辐射剂量约 5μSv，相当于吃 50 根香蕉或者坐 2.5 个小时飞机所接受的辐射剂量，对人体的影响可以忽略不计。实际上在核医学科接受检查或治疗的患者，离开核医学科时已经经过一定的半衰期，不会对周围接触人群造成影响。

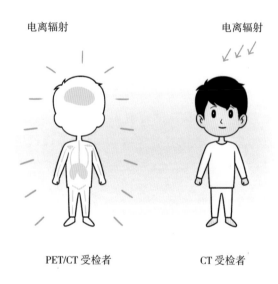

另外，需要了解的是核辐射与 PET/CT 的医疗辐射有着本质区别，前者环境辐射污染范围广，辐射照射是全身性、持续性的，剂量相对较高，会对健康造成一定危害；而后者是一种医疗检查，所造成的辐射是局部性、短暂性、低剂量的，是安全的，PET/CT 医疗检查主要是帮助医生解决临床问题，有利于制订疾病诊疗策略，使患者获益。

## 医生提示

儿童和胎儿处于快速生长发育期,对射线比成人敏感,大剂量的电离辐射可能会致癌或致畸,24小时内尽量避免近距离接触孕妇和婴儿。

所以,常规核医学检查和治疗产生的电离辐射剂量都在严格控制范围内,合理范围内应用核医学检查和治疗,患者的获益远远大于损害,同时也不会对周围人员造成辐射损伤。要做到正确认识核辐射,不谈"核"色变,才能更好地保护自己。

## 走出误区

综上所述,$^{18}$F-FDG PET/CT 全身检查在肺癌诊断、鉴别诊断、临床分期、疗效评估及复发病灶的监测等方面发挥了不可替代的作用。此外,PET/CT 是安全的,放射性药物的用量都被严格控制在绝对安全的范围之内,不会对受检者及周围人员造成辐射损害,希望大家能正确认识 PET/CT,避免不必要的恐惧,不要让患者在遭受病痛折磨的同时,还要承受周围人带来的孤独和冷漠。

# 电磁导航支气管镜
## ——肺癌诊疗新技术

2011 年美国国家肺癌筛查试验研究结果公布,因低剂量 CT 筛查,发现了更多潜在肺癌患者,从而肺癌病死率降低了 20%。虽然,以美国国家肺癌筛查试验研究为代表的肺癌筛查项目取得了里程碑式的成就,但基于 CT 检查为起点的肺癌筛查工作,只能单纯检出存在肺结节的风险人群,仍然需要通过其他检测手段来进一步诊断肺结节是否为肺癌。

然而,目前临床常规应用的诊断技术或多或少存在着限制。

首先,胸腔镜下肺结节切除术,能够直接明确肺结节的病理诊断,但切除的肺部组织无法再生,存在着创伤较大的缺点。因此,把需要手术切除的肺结节筛选出来是每一位胸外科医生的"必修课"。他们一直在努力减少误判肺结节性质的发生率。

其次,CT 引导下经皮肺穿刺活检术是目前临床上应用最为广泛的肺结节诊断手段。此技术是以最小的创伤准确获得肺内病变或胸膜病变组织,以供病理学诊断使用,为临床进一步诊疗提供依据。不过,如果病变靠近肺门或肺内血管时,操作会相对困难,容易导致肺部出血(血胸)。穿刺还会有一定的概率(约 30%)出现肺部漏气(气胸),甚至导致肿瘤转移播散的可能(约 10%)。

最后，支气管镜检查也是目前肺癌微创诊断的主流工具。支气管树从主支气管（第1级）至肺泡约有24级分支，自中央气道逐渐向肺外周发育，气道的管径随之越来越窄。常规支气管镜只能达到4～5级支气管，能目视观察到6～7级支气管分支，最多只囊括整个23级支气管树的1/3。然而，早期肺癌常常位于7级以上支气管内，甚至在支气管腔外的肺间质中。因此，虽然通过支气管镜检查发生血胸、气胸以及转移播散的概率微乎其微，但"英雄"常常无用武之地。

**医生提示**

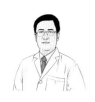

电磁导航支气管镜是一项崭新的径向导航支气管镜技术。该技术使用体外电磁定位板来引导气管内带微传感器的探头进行病灶定位和穿刺活检，由此可显著提高肺周围型病变的定位诊断率。电磁导航支气管镜突破了常规气管镜仅能进入第4～5级支气管的技术瓶颈，理论上可进入至第17级以上的支气管内。简单来说，这个"黑科技"就是安装了"GPS导航软件"的支气管镜，能够帮助医生准确无误地找到肺内的微小结节，并建立一个操作通道，实现肺结节的精准诊断。另外，通过电磁导航系统建立的操作通道能够实现肺结节的局部介入治疗。如果这个治疗方案能够通过科学论证，相信在不久的将来早期肺癌将无须通过胸腔镜手术切除来治疗，实现"不开胸、不切肺"就能治愈的"超级微创"治疗。

> **明确的检测是一切
> 治疗的根本保证**

　　绝大多数患者是通过 CT 检查首次发现肺癌的,往往在心理上很难接受这个现实。很多患者和家属会极其渴望以最快的速度得到相应的治疗,治疗前医生会安排一系列检查,固定的检查流程往往需要花费数天来完成。

　　这个时候,患者及家属往往就会产生一系列的疑问,已经确诊了肺癌为什么还需要做那么多检查? 检查还需要几天时间,这样会耽误病情吗?

　　答案是不会耽误。

　　做检查反而能让患者接受最合适的治疗方案,提高治疗效果。其实,肺癌治疗前的系列检查是为了让医生解决以下几个疑问。

### 💬 患者真的罹患肺癌了吗

　　CT 检查是不能确诊肺癌的。目前,肺癌的诊断只有一个标准,那就是在显微镜下面找到肿瘤细胞(即医生所说的病理学诊断）。其他情况包括咳痰有血、肿瘤标志物异常、X 线发现有阴影、CT 发现有肿物等，都只能是疑似诊断。临床上，专科医生会先判断病灶适不适合直接进行手术切除。如果不适合，往往通过支气管镜或肺穿刺来明确诊断，从肿瘤上取下一小块组织进行化验；如果患者有肿大的淋巴结，也可以取一块淋巴结组织进行化验，这是现在常用的方法。

## 做个气管镜或肺穿刺真的那么简单吗

并不是，因为在进行这两个检查之前，还有一系列的准备工作。比如，患者凝血功能好不好（凝血功能差的患者，一旦检查过程中出血，非常不容易止血）；心脏有没有问题（心律失常的患者，万一检查时出现心搏骤停，那可是大麻烦）；有没有传染病（如结核病和肝炎）。要明确以上各种情况，首先要抽血进行化验。所以，这部分检查是为了明确诊断。

## 患者得了多严重的肺癌

这个问题也是患者最想知道的，肺癌有没有扩散，有没有手术治愈的机会。为了回答患者的这个问题，首先还是要进行一系列的检查，毕竟要拿出客观证据来说话。

肺癌最常见的转移部位有四个：双肺（包括纵隔淋巴结）、大脑、骨头和肝脏。因此，需要把这些部位逐一进行检查。肺部需要做增强 CT 检查,大脑、肝脏要做磁共振检查,骨头要做全身骨扫描。只有完成以上这些检查才能评估患者有没有转移。

### 单项检查如此麻烦,有没有一步到位的检查方法

当然有,这种检查方法就叫 PET/CT。虽然这个检查可以一步到位,但是花费相对而言也会更高。

### 诊疗方案明确了,是否就可以立刻进行治疗了

仍然不是,因为还有一些检查需要进行。如果患者需要接受手术或者放射治疗,医生要了解患者的心肺功能是否能够耐受。如果不能耐受,医生需要选择其他替代的方案进行治疗。中国有句老话叫"是药三分毒",化疗药物的毒性相对于其他药物而言往往更大,因此,这些检查主要目的是对药物的安全性进行动态观察。比如,靶向治疗药物最常见的不良反应是肝功能损害,如果在治疗前不进行肝功能及乙肝病毒检测,如果患者的乙肝病毒正在复制,那么继续接受治疗就可能使肝功能衰竭,从而威胁患者生命。因此,这部分检查主要是为了监测药物的不良反应,最大程度保证用药安全。

总之,患者进行这一系列的治疗前检查,主要目的就是明确诊断、评估有没有转移、指导治疗选择和评估治疗过程中的毒副作用,保证治疗安全。

# 肿瘤标志物可辅助诊断肺癌

## 什么是肿瘤标志物

　　肿瘤标志物亦称肿瘤指标,通常是指能在癌症患者体液中检测到的,可用于肿瘤筛查、诊断、评估疗效和预测复发预后的物质(蛋白质)。目前肿瘤标志物在临床中应用广泛,作为一种无创性检测,相比传统的病理学检测和影像学检测具有创伤性小、便于获取、便于连续检测以及无放射性等多重优势。但是,目前尚未发现灵敏度高、特异性好的完美肿瘤标志物,在肺癌诊断中仅仅作为一种辅助工具,肿瘤标志物检测中的假阳性和假阴性不容忽视,肿瘤标志物检测给患者带来的心理负担也非常值得重视。下面简要介绍一下临床中常用的肿瘤标志物及其具体临床意义,旨在解除肺癌患者关于肿瘤标志物的疑惑,卸下不必要的心理包袱。

## 常见肺癌肿瘤标志物及临床意义

　　目前临床最常用的肺癌肿瘤标志物有四个:①癌胚抗原(carcinoembryonic antigen,CEA);②神经元特异性烯醇化酶(neuron specific enolase,NSE);③细胞角蛋白19片段(cytokeratin 19 fragment,CYFRA21-1);④鳞状细胞癌相关抗

原（squamous cell carcinoma antigen,SCC-A）。其余肺癌肿瘤标志物的解读方法与临床意义与以上四个大同小异,在此不再赘述。

CEA 最常用于肠癌治疗后复发的监测,亦作为包括肺癌在内的其他肿瘤的辅助诊断工具。CEA 血液浓度与体内肿瘤负荷相关,通常早期患者浓度较低而晚期患者浓度较高。但是由于肿瘤存在异质性,即肿瘤中有的细胞分泌 CEA,有的则不分泌,所以不能说 CEA 浓度与肿瘤负荷存在必然关系。另一方面,除了肿瘤之外,其他情况也可引起 CEA 增高,如吸烟者相比不吸烟者 CEA 血液浓度更高,部分肝脏疾病和肠道炎症也可以引起 CEA 增高。所以一旦发现 CEA 增高,无须过度担心,遵医嘱定期复查 CEA 变化趋势,排除其他非肿瘤因素引起的 CEA 增高,必要时行更进一步的影像学等其他检查即可。

NSE 主要由神经内分泌细胞分泌,最常用于小细胞肺癌。由于大部分非小细胞肺癌不会引起 NSE 增高,因此 NSE 可作为鉴别小细胞肺癌和非小细胞肺癌的辅助鉴别工具。其余可引起 NSE 增高的肿瘤包括大细胞肺癌（非小细胞肺癌中的一种）、嗜铬细胞瘤、黑色素瘤、甲状腺髓样癌等。另外,NSE 也与肿瘤负荷相关,因此可作为治疗效果和复发进展的辅助判断工具。同样,NSE 在肺癌诊断中并没有达到绝对的灵敏度和特异性,因此,如果发现 NSE 偏高一些,大可不必过于担忧,遵医嘱定期复查,必要时进一步检查即可。

Cyfra 21-1 为细胞角蛋白 19 的可溶成分,为肺癌的常用肿瘤指标,其中鳞癌的灵敏度和特异性最高,可分别达到 68% 和

94%。其余可引起 Cyfra 21-1 增高的良性疾病包括结核病、慢性阻塞性肺病、肝硬化等,因此需要进一步鉴别。同样,Cyfra 21-1 与肿瘤负荷相关,因此可作为治疗疗效和复发进展的辅助判断工具。

SCC-A 与鳞癌关系密切,可作为肺鳞癌、食管鳞癌、宫颈鳞癌、头颈部鳞癌等的辅助诊断工具,而且一些非肿瘤性的疾病(如肺结核、皮肤湿疹等)也可引起 SCC-A 的增高,所以 SCC-A 作为肺癌的肿瘤标志物有一定的假阳性。同样,SCC-A 与鳞癌肿瘤负荷相关,所以也可作为治疗效果和复发进展的辅助判断工具。部分早期肺鳞癌、非鳞非小细胞肺癌及小细胞肺癌可能会出现 SCC-A 阴性,因此需要注意 SCC-A 作为肺癌的肿瘤标志物出现假阴性的结果。

**走出误区**

总的来说,目前尚未发现灵敏度高、特异性好的完美肿瘤标志物。肿瘤标志物偏高一些不代表就是肺癌确诊、治疗无效或者肺癌复发。反之,肿瘤指标正常也并不代表能完全排除以上情况。因此,肿瘤指标需要医生结合具体的临床表现、影像学证据,必要时甚至需要活体组织检查(简称"活检")病理证据及排除肿瘤之外的原因来进一步判断。肿瘤标志物偏高一些不需要过度担心,遵医嘱定期复查即可。

# 病理诊断
## ——肺癌诊断的"金标准"

### 什么是病理诊断

病理诊断是病理医生对送检标本病变性质的判断和具体疾病的诊断。

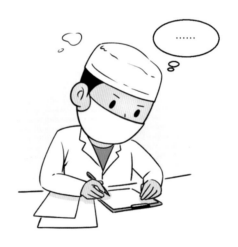

病理诊断

病理诊断是判断肿瘤性质的"金标准"。病情究竟如何，医生要如何制订具体治疗方案，主要就是根据病理诊断报告来进行的。

一般来说,活体组织检查(简称"活检")的病理报告相对简单,属于简单的定性(是不是癌? 是哪种类型的癌?);有了活检的定性报告,医生会根据病情评估该患者是否适合立即手术或进行其他治疗。大体肿物的病理报告更为详细,包括对肿瘤大小、质地等的描述,以及肿瘤的组织学病理诊断、分级、侵犯范围,是否存在癌栓及神经束侵犯,气道播散情况淋巴结转移情况、病理分期等。临床医生会根据病理报告进行后续治疗。

作为患者或家属,病理报告到底需不需要看懂,懂到什么程度,答案可能不尽相同。作为非医学从业者,其实不需要懂太多病理报告的内容,一是会给患者带来巨大的心理压力,二是病理诊断报告是临床医生出具诊疗方案的依据,患者的任务是积极配合治疗。当然,希望患者能在了解相关医学常识的同时积极配合治疗。

## 病理诊断包含的内容

### 确定患者基本信息

首先要确认患者基本信息是否符合,包括姓名、性别、年龄、病变部位等,以便确认该报告为患者本人的报告。

### 了解病变的性质

通常我们可以根据肿瘤的命名来区分病变性质,良性肿瘤一般以"瘤"命名,如血管瘤等;而恶性肿瘤多以"癌"或"肉瘤"

命名。肺癌的病理分型一般分为小细胞肺癌和非小细胞肺癌，非小细胞肺癌约占肺癌总数的85%，可进一步分为鳞状细胞癌、腺癌、大细胞癌及肉瘤样癌等。

### 了解肿瘤的分化程度及分级

分化程度指肿瘤细胞接近正常细胞的程度，分化程度越高越接近正常组织，恶性程度越低（高分化恶性程度低）。而肿瘤的级别可理解为与正常组织差异性分级，级别越高，恶性程度越高（Ⅲ级恶性程度大于Ⅰ级）。

 **病理诊断报告的类型**

#### 直接诊断

当病理医生对病理诊断非常有把握时，可直接签发诊断名称，临床医生可采取相应的治疗措施。

#### 意向诊断

当病理医生对疾病诊断不能完全肯定时，常在诊断名称前加"考虑""倾向于""不除外""可疑为"。临床医生需要根据患者的临床情况综合判断，做出相应的诊断和治疗方案，或者再进一步检查。

**描述性诊断**

如果送检组织不能满足诊断要求,如全部为坏死或者血凝块,病理医生只能按照镜下所见进行描述;临床医生应根据患者的临床情况判断是否需要进一步检查。

**无法诊断**

当送检组织过小,或者因烧灼、挤压而导致病变形态无法辨认时,病理报告仅能简要说明不能诊断原因,建议必要时再次活检。

**免疫组织化学检查**

患者拿到病理报告,有些报告会有"建议做免疫组化协助诊断"或"分类"的字眼,需要做吗?

免疫组织化学,简称"免疫组化",是利用抗原与抗体特异性结合,并借助于组织化学的呈色反应,显示特定染色,使抗体由不可见变为可见,从而用已知抗体对组织细胞内相应的抗原进行定位、定量检测的技术。

依靠免疫组化技术,病理医生可以进行以下操作。

1. 恶性肿瘤的诊断及鉴别诊断　如肺腺癌和肺鳞状细胞癌不能通过常规 HE 染色判断,常用 TTF-1 和 P40 两个免疫组化指标加以区分,TTF-1 阳性多提示肺腺癌,P40 阳性多提示鳞状细胞癌;当难以区分时,还会加上 NapsinA、CK5/6 等指标进行组合分析。

2. 转移性肿瘤原发部位的判定　很多肺癌患者常常在发现疾病的时候有远处淋巴结或器官的转移,免疫组化 TTF-1、NapsinA 等阳性提示为肺腺癌转移。有些转移灶细胞量少,常规 HE 染色切片难以辨认,也可借助免疫组化染色标记提高微小转移灶的发现率。

3. 指导肿瘤的治疗　免疫组化对于有些靶向治疗药物有一定的预测作用。ALK-Ventana 阳性提示患者可接受 ALK 抑制剂治疗,PD-L1 高表达提示应用免疫检查点抑制剂效果较好。

## 病理检查的流程

下面我们来了解一下标本(组织离体后被迅速放进了 10% 的甲醛溶液中固定,需要 12 ~ 24 小时)送入病理科后的工作流程。

第 1 天,核对标本、申请单、登记编号,病理医生取材,放入机器脱水(机器脱水时间需要 12 小时)。

第 2 天,浸蜡、包埋、切片、染色及封片得到 HE 染色切片(这个过程至少需要半天或者大半天)。

第 3 天,病理医生观察、诊断,打印报告并签字。

第 3 ～ 4 天,部分疑难病例需要做免疫组化或特殊染色明确诊断,病理医生开出医嘱(免疫组化流程需要 1 天)。

第 5 天,病理医生得到免疫组化或特殊染色片,作出诊断,打印报告并签字。少数疑难病例仍不能作出诊断,需要科内会诊或分子病理检测协助诊断(需要更长时间)。

因此,病理报告通常需要 3 ～ 5 个工作日才能拿到。

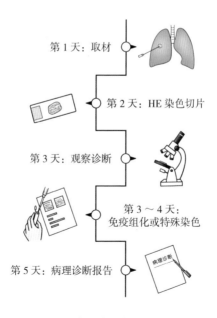

病理检查流程

所谓的"快速病理检查",即手术中快速冰冻活体组织进行病理学检查(简称"术中冰冻"),是指在手术过程中将组织在低温条件下快速冷却到一定硬度,然后进行切片及诊断的方法(约30分钟)。

一些患者会问:由于冰冻切片诊断时间快,想用以代替石蜡病理是否可行?

术中冰冻用于与手术方式和切除范围有关的情况,且具有一定局限性和风险性,有适宜应用的范围及禁忌应用的情况,应谨慎选择。在实际工作中,有些患者活检小组织未能明确诊断或者因为各种原因无法取到组织活检,会被要求做术中冰冻。若不适宜冰冻的标本(如骨、淋巴造血源性疾病)做了冰冻,不仅得不出有效的术中诊断,反而还会造成抗原丢失,影响冰冻后石蜡常规切片的免疫组化染色,从而严重干扰对疾病的最终诊断。

**走出误区**

术中冰冻作为一种重要的病理诊断方法是不可或缺的,但也不是万能的,仍然需要常规石蜡病理作最后的诊断。

# 基因检测是肺癌靶向治疗的基础

近十年来，晚期非小细胞肺癌的治疗，尤其是靶向治疗及免疫治疗，取得了极大的突破，其中基因检测是非小细胞肺癌患者选择靶向治疗药物的前提和基础。对于晚期非小细胞肺癌患者，靶分子基因检测能够有效筛选靶向药物获益人群。

## 肺癌的基因检测

晚期非小细胞肺癌的靶向药物治疗，可明显提高治疗的缓解率和延长无进展生存时间，并显著提高患者的生活质量。目前在我国已上市的靶向药物明确需要伴随诊断的基因包括 *EGFR*、*ALK*、*ROS1*、*MET*、*RET* 及 *BRAF*；有相应靶向药物，但尚未在国内上市的靶基因包括 *HER-2*、*KRAS*、*NTRK*、*NRG* 及 *FGFR* 等。

每位患者的基因变异有差异，同一种靶向药物，不能用于所有患者。为了判断患者是否可以使用靶向药物治疗，首先需要进行基因检测，通过基因检测，选择合适的靶向药物，以达到精准的治疗。

我国肺腺癌患者常见基因变异谱系与西方人群存在较大差异,包括常见变异基因表皮生长因子受体突变($EGFR$,占非小细胞肺癌患者的 45% ~ 55%)、间变性淋巴瘤激酶易位($ALK$,5% ~ 10%)、$KRAS$ 突变(8% ~ 10%);少见变异基因 $ROS1$ 易位(2% ~ 3%)、$MET$ 突变及扩增(2% ~ 4%)、$HER-2$ 突变及扩增(2% ~ 4%)、$BRAF$ 突变(1% ~ 2%)、$RET$ 易位(1% ~ 4%)等。携带这些变异的非小细胞肺癌患者均有可能从相应的靶向药物治疗中获益,即我国非小细胞肺癌患者有一半以上可以选择 $EGFR$ 酪氨酸激酶抑制剂治疗。

## 💬 基因检测的人群

考虑接受靶向治疗、病理确诊为肺浸润性腺癌或包括含腺癌成分的非小细胞肺癌患者需要进行分子基因检测。上述的这些基因变异主要在腺癌或含腺癌成分的肿瘤中常见。其他类型的肺癌,如鳞状细胞癌、腺鳞癌、大细胞癌、肺肉瘤样癌等也可能存在靶分子基因变异,这些类型的患者也可进行分子基因检测,以获得更多的治疗方案。

## 💬 免疫治疗疗效的预测因子

非小细胞肺癌中肿瘤细胞 PD-L1 蛋白表达水平与抗

PD-1/PD-L1免疫抑制剂的疗效呈正相关。在非小细胞肺癌中，免疫治疗相关的分子病理检测指标包括了PD-L1蛋白的表达水平和肿瘤突变负荷。*EGFR*、*ALK*基因变异阴性的晚期非小细胞肺癌患者，如考虑进行PD-1/PD-L1抗体药物免疫治疗，临床医生也可能推荐进行PD-L1表达的检测。不同的免疫治疗药物可能对应不同的PD-L1检测体系，判读标准也可能因药物不同而不同。在非小细胞肺癌中，另一个需要考虑的指标是肿瘤突变负荷检测。虽然目前这个指标未达成广泛共识，但临床医生在选择免疫药物治疗前，肿瘤突变负荷仍被作为重要参考指标之一。

 **基因变异检测对标本的要求**

来自肿瘤部位的手术组织、活检组织以及细胞学标本均可用于基因突变检测，临床取材方法主要包括手术，纤维支气管镜下活检，经皮肺穿刺活检，胸腔穿刺抽取胸腔积液，胸腔镜、淋巴结穿刺活检，支气管内超声引导细针穿刺活检等。这些标本一般情况下，在临床上会通过10%中性福尔马林固定成石蜡包埋组织，保存下来。原发灶或转移灶均适合检测。对于多个原发灶，可能出现不同病灶间基因变异不同的情况，尤其是*EGFR*及*ALK*，可以同时予以检测。

随着游离DNA检测技术的进步，对于无法获取足够肿瘤组织及细胞学标本的晚期肺癌患者，可用血液标本进行*EGFR*基因突变检测。但与肿瘤组织相比，肿瘤游离DNA中突变检测敏感性相对较低。所以，当肿瘤组织可以获取时，肿瘤组织仍应是优先选择的生物样本，用于基因状态分析。

### 常用的基因检测方法

针对上述非小细胞肺癌中基因变异检测，常见的检测方法包括实时荧光定量 PCR、一代测序、荧光原位杂交、免疫组织化学染色、二代测序技术等。不同技术用于检测不同层面的变异，所能检出的敏感性也不尽相同。临床医生及检测专家们积极寻求较为敏感且方便易行的检测技术应用于临床。针对不同基因及变异类型、标本数量和质量、检测实验室条件等影响，这些检测方法各有优缺点，有时甚至需要多技术互补和验证。

### 检测策略的优化

基于所获取的标本有限及检测费用的考虑，不可能对所有的基因逐一检测。临床医生会根据患者的状况、疾病进展情况及所能获得的标本的质量，选择单基因或是多个基因的联合检测，以为临床决策提供最大帮助。例如针对 *EGFR*、*ALK*、*ROS1* 可进行单基因分别检测，因为这些基因变异已经涵盖了大约 60% 的非小细胞肺癌患者。尤其对于部分晚期患者，在组织标本量极少的情况下，可先考虑单基因检测。

此外，多基因的联合检测，尤以二代测序为代表，二代测序检测是未来发展方向,也称"高通量测序",可同时对多个靶点基因进行检测,有效避免样本浪费,节约检测时间并相对降低检测费用。甚至对于已经出现靶向药物耐药的患者,二代测序检测也可以帮助全面查找耐药原因。

### 如何读懂基因检测报告

首选,所提取的核酸质量直接影响检测结果。当标本不符合质量检测标准时,原则上不继续进行基因突变检测,特殊情况(如患者无其他可用标本)时可在警示情况下继续开展检测,但会在报告中注明对结果的影响。

其次,对质量控制合格的标本,在检测报告中会明确提示基因检测的结果,如野生型、突变型、是否发生易位等,为患者及临床医生提供明确的指示。鉴于目前血液标本检测方法的特异性较好而灵敏度有限(尤其是针对 $EGFR$ 突变),当血液检测结果为阴性时,报告为"未检测到突变",建议患者在身体条件允许的情况下,重取活检肿瘤标本再次检测。

最后,由于各检测机构的检测方法及试剂可能会有所不同,所以检测报告中会注明该次检测所涉及的检测范围及局限性。

近几年来,国内临床和检测专家一直致力于肺癌分子检测的规范化工作,对如何选择检测人群、检测标本与检测方法,制定了规范化的检测流程,有助于提高检测结果的准确性,让患者拿到一份满意的基因检测报告。

治疗

扫码看视频
获取更多知识

　　医生,我不想手术了,别人说手术会促进癌症转移,我想吃中药。医生,我不想化疗,会掉头发,我要吃靶向药。医生,为什么手术完了还要化疗?是不是不能手术就是晚期肺癌了?什么是免疫治疗?什么样的人适合手术治疗?什么是新辅助治疗?免疫治疗适合所有患者吗?

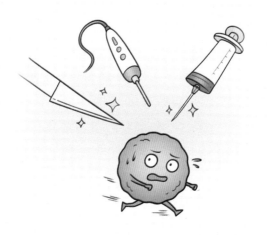

　　请跟我们一起进入肺癌治疗篇,了解肺癌的治疗手段。

## 手术切除是早期肺癌
## 首选的治疗模式

### 肺癌手术的适应证

手术是治疗早期肺癌的首选方法，且部分晚期肺癌也可通过手术获益。

首先，要根据患者的病理类型决定能否进行手术治疗，小细胞肺癌通常采用化疗为主的治疗方法，在病情属于Ⅰ、Ⅱ期情况下，也可进行手术切除，配合术前、术后辅助治疗。

非小细胞肺癌患者能否手术要依据患者的临床分期。一般来说，肺癌手术治疗适用于Ⅰ期、Ⅱ期和部分Ⅲ期的肺癌患者。对于Ⅰ期患者术后无须辅助治疗，Ⅱ期和部分Ⅲ期患者需要配合术前、术后辅助治疗。特殊情况下，针对部分有远处转移的患者，即Ⅳ期患者，手术切除肺原发灶或者手术封闭胸膜腔也可获益。

决定能否进行手术治疗的另一个关键因素是患者的身体状况。要由医生对患者的身体状况进行评估，预测患者对手术的耐受程度。其中最为重要的是对患者的肺功能进行评估。对于部分肺功能较差的患者，可选择部分肺叶切除或者其他治疗方法。

微创手术指的是外部切口的微创,不需要通过切断肋骨进行大切口的开放手术,但也是需要开刀的。根据情况不同,可能有 1～3 个小切口,而胸腔内部的操作与传统开胸手术基本一致。

从肿瘤学治疗原则来讲,国际上多项大型临床研究显示,微创手术与开胸手术相比,远期生存效果是一致的。目前,随着手术器械的改进,以及国内外胸外科医生的不断探索及技术革新,肺癌微创手术在技术上趋于成熟,在肺癌外科治疗中的地位也逐渐确定,已经与开胸手术并列为早期肺癌外科治疗的合理选择。

肺癌根治性手术包括两部分,一部分是包含肿物的肺组织切除,另一部分是系统性的淋巴结清扫。跟传统开胸手术相比,微创手术同样能够将肿瘤所在肺组织完整、安全地切除,同时彻底清扫淋巴结。

相关文献表明,微创手术相比开胸手术,患者术后 5 年总生存期无显著差异。因此,微创手术可以达到与传统开胸手术一样的根治效果。

从术中安全来看,微创手术在遇到部分大出血的情况时,可能需要紧急开胸,进行止血。针对某些手术难度较大的病例,可能需要直接进行开胸手术。

从术后恢复来看,微创手术创伤小,术后住院时间短,恢复快。

从花费上来看,微创手术因为会用到腔镜器械,费用相对于开胸手术会高一些。

具体哪种更好,要根据手术的难度来决定。一般情况下,手术难度不是特别大的,建议采用微创手术。

## 肺癌手术的年龄限制

对于年龄大于 75 岁的患者,手术治疗是一大挑战,因为大多数高龄患者存在或多或少的基础疾病,尤其是一些长期吸烟的患者,心肺功能较差。但高龄患者并不是一定不能手术。

具体是否能手术,需要医生进行一系列的术前检查、评估,包括心肺功能、肝肾功能等。

针对高龄患者,采用微创的手术切口、制定个体化的肺组织切除策略、加强术前术后的肺功能锻炼显得尤为重要。

随着医疗技术的进步以及医生经验的积累,更多高龄患者也能够采用手术的方法治疗肺癌,大大提高了他们的生存率。

# 肺癌的新辅助治疗
## ——局部晚期肺癌的"救星"

### 什么是新辅助治疗

对于早期、中期的肺癌患者,手术一般是首选的治疗手段。但对于部分中期或者局部晚期的患者,先化疗后手术的治疗方案往往能提高疗效。在医学上这种在手术前给予化疗的治疗方式称为"新辅助化疗"。

我们要知道,化疗就是静脉注射化学药物,就是老百姓通常说的"打点滴"。这种治疗手段是通过注射药物至血管内以到达全身部位,所以说是一种全身治疗,能够有效地杀死全身的癌细胞,相当于全面打击肿瘤,尽量让肿瘤范围缩小。等肿瘤范围缩小后,医生就可以通过手术更准确、更完整地切除肿瘤,从而提高手术的成功率(肿瘤切除干净、保留更多的器官功能、减少手术复发概率)。

用一个形象的比喻来解释这个手段:把肿瘤比作敌人,化疗比作炮火掩护,手术比作冲锋刺刀。在一场战争中,对于狡猾的敌人,我们通过前期的炮火覆盖袭击,先消灭及震慑部分敌人,使战场上的敌人势力被削弱或者被迫退缩,这样就有利于我们后续的冲锋陷阵(手术),提高战斗的获胜概率。

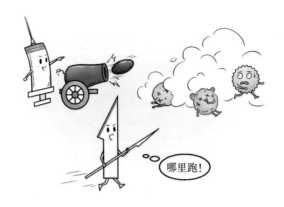

　　同时,我们也可以根据手术前的化疗疗效来判断肿瘤对于化疗的敏感性,从而更好地指导手术后辅助化疗方案的制定。因此,先化疗再手术,可以提高手术的成功率,提高患者的治疗效果。这需要患者和家属的理解及配合,需要积极与医生进行沟通、交流;同时化疗的副作用也是患者需要承担的痛苦,经济上也会相对投入更多。

### 💬 新辅助治疗的适应证

　　1.患者的病情属于偏晚期,比如存在淋巴结转移,但无远处部位的转移,通过单一的手术治疗往往很快出现肿瘤复发的问题。

2.肿瘤侵犯了重要血管或者其他器官,手术难度大,可以通过化疗使肿瘤缩小后争取手术机会,以便把肿瘤切除干净。

3.肿瘤较大,手术切除范围大,可以通过化疗缩小肿瘤从而减少切除范围,以保全患者更多的器官功能。比如切除的肺组织减少,保留更多的肺功能;再如原本需要做全肺切除手术,化疗后只需要切除一个肺叶,从而保留了一个肺叶。

当然,以上这些情形都是需要专业医生进行评估的,患者需要积极配合医生进行手术前一系列的检查及评估。

### 新辅助治疗后的评估

一般的化疗时间是 3 周为 1 个疗程,手术前的化疗一般是 2～4 个疗程。虽然化疗具有一定的有效率,但并不意味着所有化疗都是有效的,少部分患者通过化疗后可能存在肿瘤仍没有缩小的情况。医生会在患者化疗后再次评估肿瘤情况,根据肿瘤是否缩小及缩小程度来决定是否行手术治疗。部分患者如果化疗效果不好,手术难度大或者成功率低则会建议不行手术治疗。

## 新辅助治疗的药物毒性

目前,大众对于化疗还存在恐惧心理,是不是所有的化疗药物的副作用都很大呢?

这个不能一概而论,化疗的副作用取决于选择的化疗药物。

随着医学的发展,很多毒副作用小的化疗药物被发明出来,化疗不再像以前那样"毒性很大",比如近几年应用于肺癌治疗中的培美曲塞,其毒副作用比较小,大部分患者是能耐受的。另外,再通过各种辅助药物的支持,大部分患者能良好地耐受化疗的毒副作用进而接受下一步的手术治疗。

当然,化疗也会对手术造成一些影响,比如会增加围手术期的并发症(心肺并发症),但是通过医生细心的评估及治疗,发病风险可以大大降低。

## 肺癌的化疗
### ——晚期肺癌的传统治疗

## 什么是化疗

化疗是治疗肺癌的传统手段,是利用化学药物直接杀死肿瘤细胞,抑制肿瘤细胞生长繁殖的一种全身性治疗手段,对原发灶、转移灶和亚临床转移灶均有治疗作用。

化疗药物通过以下机制杀灭肿瘤：作用于 DNA 化学结构（包括烷化剂、铂类化合物）；影响核酸合成（如培美曲塞、吉西他滨等）；作用于 DNA 影响 DNA 转录或抑制 DNA 依赖 RNA 聚合酶，而抑制 RNA 合成，影响蛋白质合成（包括紫杉醇、长春瑞滨）。

**走出误区**

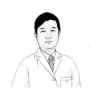

现如今，仍然有很多人认为化疗药就是"毒药"，杀敌一千，自损八百。实际上，随着医疗技术的发展，目前用于肺癌的化疗药物已经进入了第三代，具有更加精准的抗肿瘤靶向性，疗效更好，且副作用更低，如培美曲塞、吉西他滨、白蛋白紫杉醇等药物。

**化疗的副作用**

化疗确实有副作用，但我们也不必过度恐惧，经过几十年的发展,当前的化疗在止呕、护胃、治疗骨髓抑制等多种手段的保驾护航下,副作用已经明显减少了。那么,化疗还有哪些副作用呢?下面让我们一起来了解一下。

首先,化疗可引起血液中的白细胞、红细胞和血小板减少,就是医学上说的骨髓抑制。白细胞减少可以引起抵抗力下降,红细胞减少可以引起贫血,血小板减少可以增加出血的风险。所以,化疗后每周要检查 1 ~ 2 次血常规,如果出现下降趋势,提前使用提升血细胞的细胞因子,一般可以安全处理。

其次,化疗出现恶心、呕吐、食欲下降等症状也是比较常见的,通过预防性止呕和增强食欲可以较好缓解症状。

最后,化疗药物通过肝脏代谢、肾脏排泄,可能会对肝脏、肾脏甚至心脏,造成一定的损伤,不同药物损伤的器官和程度不一样,医生会进行针对性的监测和处理。

很多化疗药,如蒽环类、氮芥类、长春碱类和丝裂霉素等可引起不同程度的血栓性静脉炎。一旦外渗,还可导致局部组织坏死。药物外渗的预防措施非常重要,应用中心静脉导管可避免此毒性。

化疗药除了产生近期毒性外,还可以引起远期毒性。随着肿瘤化疗疗效的提高,长期生存患者增多,致癌、不育和致畸等远期毒性将更加受到关注。

化疗产生的副作用基本上已有成熟的预防措施和处理手段,因此,患者应该放松心情,用积极的心态去面对。

## 化疗后的注意事项

化疗药物对患者各个器官的功能可能造成不同程度的损伤，所以出院后应多加休息，避免劳累，可适当锻炼增强体质。注意室内清洁，保持空气新鲜流通。

化疗后胃肠症状缓解，应多进食优质蛋白，如鸡蛋、鸡肉等，多进食水果、蔬菜，尽快弥补化疗对身体的消耗，营养摄入充足还可提升免疫力。化疗后每天尽量多饮水，使化疗药物代谢毒性尽快排出体外，减轻对肾脏的损害。应注意，按时返院接受治疗或复查。

## 脱发的处理

很多人对于化疗副作用的认识还停留在影视剧中"掉头发"的场景。因化疗所带来的脱发确实困扰着许多患者，毕竟掉头发带来的伤害不仅是生理上的，心理上的障碍也很难克服，甚至有一些患者因为掉头发影响美观而放弃治疗。确实，化疗后的脱发一直是困扰医患双方的一个问题。

大部分化疗药物会引起脱发，比如紫杉类和蒽环类。如果用了会引起脱发的化疗药，无论是进口还是国产的药物，都会引起脱发。不过，如果把所有的责任全部归于化疗药物，其实是很片面的。罹患癌症后，紧张、恐惧、焦虑等负面情绪，以及营养失衡都可以在化疗的基础上加重脱发，脱发的程度与药物的种类和剂量、化疗的时长、药物联合作用都有关，患者可与医生沟通协商应用对自身利益最大化的化疗方案。其实，患者根本不需要如此担忧，化疗所引起的脱发是可逆的，一般停药1～2个月后头发就开始再生,如果营养摄入较好,新长出来的头发可能比以前的更黑、更有光泽。

另外,随着新药的不断推出,如使用培美曲塞、吉西他滨、长春瑞滨等新型化疗药物可以进一步降低脱发的程度,甚至不脱发。

**医生提示**

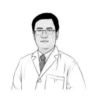

如果治疗方案无法避免脱发,患者也不用过度担忧,毕竟脱发是对身体伤害最小的副反应,不会危害主要器官的功能,更不会危及生命。虽然脱发会影响美观,引起一定的心理负担,但化疗患者完全不必对脱发过于在意,及时调整心态,可以通过戴帽子、假发进行遮挡。现如今,假发做得越来越好看,也越来越逼真了。

## 肺癌的靶向治疗
### ——肿瘤的精准治疗

肺癌已然成为严重危害人民生命和健康的常见肿瘤疾病,因此,找到攻克肺癌的突破口至关重要。以往肺癌的治疗根据病理类型及分期选择传统的手术治疗、放射治疗、细胞毒类化疗药物治疗等方法。近年来，随着分子技术的发展，靶向治疗开始以一种全新的模式出现在肺癌患者的视野中。它以精准、高效、低毒的特点展现出独特的优势，为肺癌患者带来了优越的临床获益，受到肺癌患者的青睐，很大程度上改变了肺癌，尤其是晚期非小细胞肺癌（non-small cell lung cancer, NSCLC）的治疗格局。

## ⋯⋯ 什么是靶向治疗

靶向治疗，顾名思义，是一种针对肿瘤细胞上特定致癌靶点进行精准打击的治疗方式，通俗一些可以理解为靶向药物是具有目标识别能力的导弹，进入体内寻找目标肿瘤细胞，然后瞄准肿瘤细胞上的致癌靶点进行定向爆破。

靶向治疗可使肿瘤细胞特异性死亡，只要找准靶点就可以"弹无虚发"，因此靶向治疗也被形象地称为"生物导弹"。

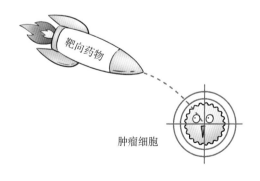

靶向治疗

关于靶向治疗如何发挥作用,这就要从导致肺癌发生的根本原因说起,癌症从本质来说是一种基因病,癌症来源于基因突变,但并不是所有的基因突变都会导致癌症发生,它的形成、维持和发展都依赖于某个或某几个特定的基因变异,这种特定的基因变异称为"驱动基因突变",即上文所说的靶点。当驱动基因发生变异时,会向机体正常细胞传导一连串异常的生长信号,使细胞得以无限生长致癌。基于此,如果我们能够找到驱动基因突变并将其修复成正常基因或者阻断其传导的致癌信号通路,那么癌细胞的生长将受到限制。然而,目前我们的医学技术还很难直接把突变的基因修复成正常的基因,但是可以通过靶向药物破坏并中断相应的信号传导通路,从而阻止癌细胞的生长。也就是说,靶向治疗在与肺癌这一强敌作战的过程中,并非采取"硬碰硬"的方式交战,而是通过药物巧妙地阻断"敌人"间的通信讯号来制敌取胜。分子靶向药的本质是针对驱动基因信号通路来设计的阻断剂,阻断了信号通路就相当于关掉了肿瘤细胞生长的发动机,没有了动力肿瘤细胞就无法继续生长。

## 靶向治疗的优势

### 精准低毒

靶向治疗只要瞄准靶点即可定向爆破,它比化疗更加精准,主要针对癌细胞发起攻击,可以选择性地杀伤肿瘤细胞且尽量少损伤正常细胞。而化疗药是细胞毒性药物，通过血液在全身循环，没有目标性，常常"敌我不分"，在杀死癌细胞的同时也会伤及体内的正常细胞，对增殖活跃的细胞杀伤作用尤为明显。因此，化疗的副作用往往比较多，如骨髓抑制、脱发、神经毒性、肝肾功能损害，以及恶心、呕吐等消化道反应。靶向治疗虽然也会产生一定的不良反应，常见的有腹泻、皮疹、瘙痒、皮肤干燥和痤疮等，但相对于化疗而言要小得多，且大部分患者耐受良好，可以获得更高的生活质量。

## 敏感高效

针对专门驱动基因的靶向治疗可以为肺癌患者提供良好的疗效，大部分靶向药物的有效率可达 70% 以上，有些甚至高达 90% 以上，对比化疗的有效率是明显提高的。靶向药起效较快，通常 1 周内即可起效，对改善患者的生存质量有很大帮助。此外，靶向治疗还可以显著延长晚期肺癌患者的生存期，降低晚期肺癌患者的疾病进展风险。

研究数据表明，针对 *EGFR* 基因突变的靶向药物，可延长晚期肺癌患者 10 ~ 20 个月的生存期，平均生存期可达到 30 ~ 50 个月，疾病进展风险则可下降 70%。靶向治疗根据靶点不同、治疗模式不同、选择的药物不同会带来不同的生存获益，但几乎所有靶向治疗比化疗有更好的疗效，治疗前景非常广阔。

## 方便利民

靶向药物的使用及购买均很方便。目前，针对肺癌领域中

9 大靶点的靶向药物绝大部分为口服药,患者可在家遵照医嘱自行服用,不受日常工作及出行的影响。化疗患者一般需要周期性住院进行静脉输液治疗,而靶向治疗的患者则无须住院,定期前往门诊复诊并购买药物即可,非常便利。

此外,现在许多靶向药物的价格已不像前几年那么昂贵了,不但价格有大幅下降,而且大部分药物也已进入医疗保险范畴,普适性越来越广,大部分家庭可以负担得起长期治疗的费用。

## 肺癌靶向治疗的适合人群

靶向治疗备受广大肺癌患者的青睐,但并非所有肺癌患者都适合靶向治疗。有靶点,才适合靶向治疗。

怎么知道是否有靶点呢?

那就要通过基因检测来确定。

肺癌患者检测出驱动基因突变则具有靶向治疗的可能。如果未检测出驱动基因突变,用靶向药的有效率是非常低的。因此,癌症患者在应用靶向治疗之前应先完善组织或血等标本的基因检测,明确是否存在驱动基因及其突变类型,并依据分子分型选择靶向药物,以此确保靶向治疗发挥相应的价值。

目前,肺癌领域有 9 大公认的适用靶向药治疗的驱动基因突变:*EGFR* 突变(包括 *19del*、*L858R* 突变、*S768I/L861Q/G719X* 突变及 20 号外显子插入突变),*ALK* 融合,*ROS1* 融合,*KRAS G12C* 突变,*RET* 融合,*BRAF V600E* 突变,*NTRK1/2/3* 基因融合,*MET*14 号外显子跳跃突变,*HER-2* 突变。只有检测出以上驱动基因突变的肺癌患者才适合进行靶向治疗。

在所有肺癌患者中,NSCLC 占比约为 85%,而在 NSCLC 患者中,肺腺癌患者(尤其是不吸烟的女性患者)是靶向治疗的主要受益人群,原因是该群体的基因突变率比较高,对靶向治疗也比较敏感,靶向治疗的获益较为明显。但并非只有肺腺癌患者才适合靶向治疗,在肺鳞癌、小细胞肺癌和大细胞肺癌群体中,仍有一定的概率会检测出驱动基因突变,这种同样适用于靶向治疗。但是,目前小细胞肺癌未发现靶向相关的成药性驱动基因,因此还未有靶向药可用于治疗小细胞肺癌。

## 基因检测是靶向治疗的基础

目前认为,优选肿瘤组织标本进行基因检测。但是,当肿瘤标本无法获取或量少不能行基因检测时,通过外周血游离 / 肿瘤 DNA(cf/ctDNA)或通过其他液体标本,如癌性胸腔积液 / 心包积液进行基因分析,也可以作为选择靶向药物的参考。两类生物标本基因检测各有利弊,应该互为补充。

组织活检是通过活检获取到组织标本进行基因检测。

**优点** 肿瘤细胞比例高,敏感度准确性较高,容易得到阳性结果。

**缺点** 取样困难,患者需要承受一定的痛苦,再就是肿瘤的异质性可能会带来一定的结果偏差。肿瘤在时间、空间上具有异质性,即肿瘤细胞会不断进行突变,且不同部位的肿瘤组织可能遗传突变,信息都不一致,这就意味着穿刺获取到的组织会存在取样偏差。

因为局部无法代表整体,组织检测到的基因突变信息也并不代表其他肿瘤病灶的遗传突变信息,而多部位或者动态行穿刺活检是不太可行的,抽血则部分上可以克服这一异质性。血液标本基因检测的优点是重复获取容易,可动态监测,亦可以克服肿瘤的异质性,但缺点是血液中肿瘤细胞比例较低,能捕捉到的肿瘤 DNA 浓度低,出现假阴性结果的概率较高。

那么,这两种样本究竟应该怎么选择呢?

我们要以治疗目标为导向,要考虑标本获取的可行性,并尽可能减少患者伤痛,获取到可靠的肿瘤分子分型结果。对于初治的晚期 NSCLC,一般会建议行二代测序,如经济条件欠佳的患者,亦可选择检测某些热点基因,可利用病理诊断后剩余的组织标本进行检测。

对于靶向耐药后的肺癌患者,强烈建议重新穿刺活检进行基因检测,以明确耐药机制及寻求新的靶向治疗机会。条件允许的情况下,一般推荐组织联合血液标本进行检测,提高敏感性并尽可能克服异质性。如果组织标本不够,会评估再次穿刺的风险及组织检测的价值,评估不适宜再次活检则考虑行血液标本检测,这就需要专科医生根据具体情况权衡利弊决定,并没有一个标准答案。

## 💬 我国 NSCLC 靶向治疗的现状

在我国,具有驱动基因变异的 NSCLC 患者较多,有研究显示,约 70% 的中国 NSCLC 患者存在至少一个可靶向相关的驱动基因变异。在 9 大肺癌靶点中,EGFR、ALK、ROS1 这三种驱动基因突变较为常见。其中,EGFR 突变是 NSCLC 最常见的驱动基因突变,40%～50% 的亚裔人群肺腺癌患者携带有 EGFR 突变,非吸烟患者中,突变比例高达 50%～60%。EGFR19 号外显子缺失突变和 21 号外显子 L858R 错义突变为常见突变,占到 EGFR 突变总数的 85%～90%,也称为"经典型突变"。其余的 10%～15% 的突变则称为"罕见突变",常见的罕见突变类型包括 S768I、L861Q、G719X 及 20 号外显子插入突变。

目前,针对晚期 NSCLC EGFR 突变的靶向药物研究最为成熟,既可作为晚期 NSCLC 的一线治疗首选和一线治疗失败后的治疗选择,亦可作为术后辅助治疗的推荐用药。

靶向治疗主要用于晚期 NSCLC 患者,从初始治疗到疾病复发耐药后的治疗,靶向治疗均参与其中。对于晚期 NSCLC,尤其是腺癌,初治时就应该明确驱动基因突变状态,对于具有驱动基因突变的患者,一线治疗应优先选择针对这些靶点的靶向药物。对于可手术切除的 IB ～ⅢA 期的 NSCLC，建议将术后肿瘤组织标本进行基因检测。如果术后肿瘤组织标本检测出 *EGFR* 经典突变，EGFR-TKIs 亦作为术后辅助治疗的推荐。其余的靶向治疗及相关靶向药物能否在早、中期 NSCLC 患者中发挥辅助治疗作用，或者在新辅助治疗中发挥延缓疾病复发、提高治愈率的作用，目前仍在探索中。

常见基因突变与对应靶向治疗药物

| 驱动基因变异 | 相关治疗药物 |
| --- | --- |
| *EGFR* 突变（*19Del*、*L858R*、*S768I*、*L861Q*、*G719X*） | 吉非替尼、厄洛替尼、埃克替尼、阿法替尼、达可替尼、奥希替尼、阿美替尼、伏美替尼、厄洛替尼 + 雷莫芦单抗、厄洛替尼 + 贝伐珠单抗（非鳞癌） |
| *EGFR*20 号外显子插入突变 | 埃万妥单抗、莫博替尼、伏美替尼 |
| *ALK* 融合 | 克唑替尼、塞瑞替尼、阿来替尼、布加替尼、劳拉替尼、恩沙替尼 |
| *ROS1* 融合 | 克唑替尼、恩曲替尼、塞瑞替尼 |
| *KRAS G12C* 突变 | 索托拉西布 |
| *BRAF V600E* 突变 | 达拉非尼 + 曲美替尼、达拉非尼、维莫非尼 |
| *NTRK* 融合 | 拉罗替尼、恩曲替尼 |
| *RET* 融合 | 塞尔帕替尼、普拉替尼、卡博替尼 |
| *MET*14 号外显子跳跃突变 | 沃利替尼、卡马替尼、克唑替尼、特泊替尼 |
| *HER-2* 阳性 | 吡咯替尼 |

虽然靶向治疗为肺癌患者带来了显著的临床获益,但也具有一定的局限性。靶向治疗只对部分具有驱动基因突变的NSCLC 患者有效,且靶向药也并非一直有效,不可避免会遭遇耐药性的问题。癌细胞是非常狡猾的,经过一段时间的靶向治疗后,它的基因突变会随着药物等因素的影响出现变异,使靶向药物无法针对原来的靶点继续起作用,即出现了所谓的耐药。

EGFR 靶向治疗出现耐药最为常见。研究发现,大多数患者在接受 EGFR-TKI 治疗后的 8 ~ 14 个月就会出现耐药。在第一、二代 EGFR-TKIs 众多的耐药机制中,60% 左右为T790M 基因突变,其他耐药机制还包括组织类型或表型转化,如腺癌类型向小细胞肺癌类型转化,以及旁路或者下游通路的激活,如 MET 扩增、BRAF 突变等。因此,在 EGFR-TKIs 治疗进展后,建议患者行二次肿瘤组织活检及基因检测,尤其推荐行二代测序以明确耐药机制并寻求新的靶向治疗机会。

如检测出 T790M 突变,便可转换第三代 EGFR-TKIs 治疗;如检测到旁路的激活,如 MET 扩增或 BRAF 突变,则可转换相应的靶向药物治疗;如出现了小细胞类型的转化,则可考虑联合小细胞肺癌方案治疗。

总而言之,当靶向治疗发生耐药后,建议重新行基因检测以明确耐药机制,如果检测出新的靶点,可转换另一种靶向药物继续治疗;倘若未检测出新靶点,也无须慌张,化疗、免疫治疗等手段亦可以尝试。

靶向治疗发生耐药不可避免,认识耐药机制以及克服耐药,将成为靶向治疗未来需要解决的问题。

## 肺癌的免疫治疗
——最有前景的新疗法

2018 年,诺贝尔生理学或医学奖授予了两位免疫学家:美国的詹姆斯·艾利森(James P Alison)和日本的本庶佑(TasukuHonjo),以表彰他们"发现负性免疫调节,通过免疫系统自身原有的能力实现对癌细胞杀伤的贡献"。对于医生和科研人员而言,成功将这项科学理论转化为临床应用,无疑是肿瘤治疗史上里程碑式的伟大成果;但是对于老百姓而言,免疫治疗似乎新奇而陌生。其实与肿瘤免疫相关的基础理论知识虽然浩瀚,却并非那么晦涩难懂,在此希望以通俗易懂的方式让大家了解肺癌免疫治疗的相关知识。

　　免疫治疗,顾名思义就是通过调动人体的免疫系统来杀灭肿瘤细胞的一种治疗方式。从广义上讲,免疫治疗泛指所有能够调动免疫系统的方式,具体包括细胞因子治疗、免疫检测点抑制剂治疗、共刺激受体激动剂治疗、溶瘤病毒治疗及免疫细胞输注等。而在目前肺癌治疗的临床实践中,我们谈到的免疫治疗往往指的是免疫检查点抑制剂(比如 PD-1/PD-L1 抑制剂、CTLA-4 抑制剂等)治疗。

●●● **免疫治疗的作用机制**

　　正常情况下,人的身体就像个小型社会,免疫系统就像是国防军队。其中,人体的免疫细胞充当着警察的角色,发挥着免疫防御、维护自身稳定和免疫监视三大功能,能及时识别并清除病原菌和癌变的细胞。免疫细胞分工明确,各司其职,而 T 细胞是其中的中坚作战力量,主要发挥着识别人体的肿瘤细胞并进行攻击杀伤的功能。T 细胞表面有一种蛋白叫作 PD-1,它与 T 细胞的活性息息相关。肿瘤细胞非常狡猾,为了存活下去会派出 PD-L1(PD-1 的配体)去迷惑 T 细胞。当 T 细胞表面的 PD-1 被 PD-L1 结合之后,T 细胞的活力便受到明显的抑制,于是在杀伤肿瘤细胞时就显得心有余而力不足。此消彼长,肿瘤细胞自此便肆无忌惮地生长起来。当免疫治疗使用 PD-1 抑制剂或者是 PD-L1 抑制剂的时候,能够阻断 PD-1 跟 PD-L1 结合的过程,这就给 T 细胞的活化扫清了障碍。于是,T 细胞就像被打了一剂强力针,又能够在肿瘤战场中奋勇杀敌了。CTLA4 抑制剂发挥抗肿瘤作用的机制也是类似的。

 **免疫治疗的特点**

**长拖尾效应**

能够从免疫治疗中获益的患者,有较大的机会获得高质量的长期生存,部分晚期患者甚至维持了 5 年以上的长期生存。而且在进行一定疗程的免疫治疗后,抗癌作用会持续存在,这时就算停止免疫治疗,也能持续抑制肿瘤生长,使患者实现真正的无药生存。这是因为抗肿瘤免疫反应是一个循环的过程,随着时间的推移可以继续增强和扩大,T 细胞进一步识别肿瘤抗原并分化为成熟的记忆 T 细胞。即使不存在肿瘤抗原刺激,也能杀死肿瘤细胞。长期的识别和免疫记忆有助于维持抗肿瘤免疫反应,从而获得长期的生存效益。

**低毒性**

传统化疗采用的是细胞毒性药物,对生长迅速的肿瘤细胞杀伤作用尤为明显。但是化疗药物在杀伤肿瘤细胞时容易误伤人体正常的细胞,导致各种各样的毒副反应。免疫治疗并非使用药物直接杀伤肿瘤细胞,而是通过激活人体的免疫系统。因此,免疫治疗相比于化疗而言,整体的毒副作用往往小得多,患者的耐受性良好。

## 独特的应答模式

经过免疫治疗的患者可能存在假性进展。有一部分患者在最开始接受PD-1抑制剂治疗时,影像学检查显示肿瘤暂时增大。但实际上,患者的整体病情并没有出现加重,甚至还出现了症状的改善。这种现象的发生是因为免疫治疗引起了肿瘤中免疫细胞的浸润,或是治疗引起了组织水肿、坏死。这并非真正的肿瘤进展,因此被称为"假性进展"。这种情况下继续原方案用药才是更好的选择,因为病灶很可能会在后期持续缩小。此外,还有一部分患者在接受免疫治疗期间肿瘤迅速进展,比在治疗开始前生长速度更快,这个现象被称为"超进展"。

## 广谱性

人体中任何部位的肿瘤都有机会尝试选择免疫治疗。这就意味着,在不同的癌种中可能使用同样的免疫治疗药物,而且都有可能发挥作用。因此,部分免疫治疗药物已经获批用于泛癌当中。

## ···· 免疫治疗的获益人群

在使用免疫检查点抑制剂进行治疗时,并不会对所有的患者产生同样的治疗效果。有些患者效果较好,有些患者效果则较差。通常情况下,我们认为肿瘤细胞上的PD-L1表达越高,对免疫治疗的疗效往往越好。如果PD-L1表达足够高（$\geq 50\%$）,患者甚至有可能仅仅依靠免疫检查点抑制剂单药治疗,就能达到非常好的治疗效果。如果PD-L1表达较低甚至是阴性的,免疫治疗也能带来锦上添花的作用。采取化疗加上免疫治疗的方法,患者同样能够取得非常明显的改善。因此,完善PD-L1的检测,对于指导免疫治疗的选择有重要意义。

免疫治疗具有广阔前景,但是并不意味着所有的患者都应该采用免疫治疗的药物。存在驱动基因改变(如 *EGFR* 突变、*ALK* 融合)的患者,推荐优先使用靶向药物进行治疗。贸然使用免疫治疗,不仅疗效有限,甚至有更高的风险,会导致肿瘤超进展。但这也并不意味着存在驱动基因突变就应放弃免疫治疗,只是目前来说对于驱动基因阳性的患者存在更好的治疗选择。至于患者靶向治疗耐药后能否考虑免疫治疗,则需要有经验的医生进行综合考虑。

有些患者本身就存在自身免疫性疾病,自身免疫系统已经是一个过度激活的状态了,这时候使用免疫治疗的药物无疑是火上浇油,很有可能会加重原有自身免疫性疾病的病情,诱发非常严重的毒副反应,甚至威胁生命。

接受过器官移植的患者,需要长期使用免疫抑制剂来抑制排斥反应。如果接受免疫检查点抑制剂治疗,激活了免疫系统,那移植的器官很可能会受到非常强烈的排斥。

我国合并乙型肝炎的肺癌患者不在少数,很多人甚至不知道自己患有乙型肝炎。存在乙肝表面抗原阳性或者乙型肝炎 DNA拷贝数升高的患者,在接受抗肿瘤治疗前一定要先接受正规的抗乙型肝炎病毒治疗(恩替卡韦或替诺福韦酯)。有抗乙型肝炎病毒药物的保驾护航,这部分患者往往也是能顺利接受免疫检查点抑制剂治疗的。而患者在接受免疫治疗期间,还要在医生指导下定期监测肝功能、乙型肝炎两对半（乙型肝炎五项）和乙型肝炎病毒 DNA 拷贝数。

此外，如果患者本身身体条件很差，如存在较为严重的肺功能损害，接受免疫治疗会存在更高风险，更有可能发生免疫性肺炎，需要谨慎使用。

## 免疫治疗的毒副作用

虽说免疫治疗整体的副作用较轻，但并不意味着就没有。免疫检查点抑制剂与其他的抗肿瘤药物一样，在表现出确切疗效的同时，也会伴随着一些与其作用机制相关的独特的不良反应，称为免疫治疗相关不良反应。

理论上来说，免疫治疗的副作用可以发生在任何器官。其中比较常见的不良反应是与皮肤、内分泌器官（如甲状腺）、肝脏、胃肠道相关的，比较少见的是与肺、神经、血液、肾脏、心脏相关的。

*乏力*是免疫治疗最常见的全身性不良反应，通常比较轻微。当患者自觉乏力感较重时，需要排查甲状腺、垂体和其他内分泌器官紊乱的可能。

*皮肤和黏膜毒性*是免疫治疗最常见的副作用，发生在免疫治疗开始后的 1 个月左右。皮肤毒性常表现为躯干或四肢散在皮疹，伴或不伴瘙痒，也可表现为白癜风。大多数免疫检查点抑

制剂相关皮疹症状轻微,可以局部涂抹糖皮质激素软膏治疗,如果瘙痒明显可以口服抗组胺药物。但是极少数患者出现严重的皮疹,如史-约综合征,表现为表皮坏死松解,这种情况需要及时住院,接受大剂量激素冲击治疗。

胃肠道毒性往往表现为腹泻,常发生于免疫治疗开始后的1个半月左右。与PD-1抑制相比,使用CTLA-4抑制剂的患者腹泻发生率要高得多,大约1/3的患者会出现腹泻。当出现腹泻后,需要鉴别免疫性肠炎和其他原因导致的腹泻。患者可以在医生指导下口服补液,口服止泻药。如果症状持续加重,则应及时住院治疗,并使用激素治疗。

肝毒性往往表现为无症状的转氨酶【谷草转氨酶(AST)和谷丙转氨酶(ALT)】升高,最常发生于免疫治疗开始后的2～3个月。患者在接受抗肿瘤治疗前应筛查乙型肝炎,每次给药前都应监测肝功能。如治疗后出现转氨酶升高,需要评估是否有病毒或药物引起的肝炎。患者在治疗期间应该听从专业医生的药物治疗建议,切勿听信民间偏方,不要自服中草药或保健品。免疫性肝炎视严重程度采用护肝和激素治疗。

内分泌系统毒性常表现为非特异性症状。最常见的内分泌毒性是甲状腺功能减退症,俗称"甲减",表现为全身乏力。治疗往往采用口服甲状腺激素替代治疗。相对少见的内分泌毒性包括甲状腺功能亢进症、垂体炎、肾上腺皮质功能减退症和糖尿病等。

虽然严重的不良反应发生率非常低,但是一旦发生,后果往往很严重。其中,尤为需要重点关注的是免疫性肺炎与免疫性心肌炎。

免疫性肺炎或免疫性心肌炎患者往往表现为发热、咳嗽、气促、胸闷、胸痛等呼吸系统相关症状。如果在患者接受免疫治疗后，以上的症状突然出现或者加重，就要尤为重视。倘若当成普通感冒简单处理或者置之不理而错过了治疗时机，有可能会导致严重后果。这时候患者要做的就是马上就医，及时完善胸部CT、炎症标志物、心功酶等相应检查，排查免疫性肺炎或者心肌炎的可能。

医生提示

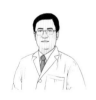
免疫治疗相关的不良反应在免疫治疗期间甚至是结束之后都有可能发生，但大多数反应程度较轻。除内分泌器官不良反应可能长期存在外，大部分不良反应是暂时的。

## 免疫治疗的药物选择

目前，国内上市的免疫药物种类多，国产药物有替雷利珠单抗、信迪利单抗、卡瑞利珠单抗和特瑞普利单抗等，进口药物有帕博利珠单抗、纳武利尤单抗、度伐利尤单抗和阿替利珠单抗等。其中有些药物已经获批肺癌的适应证，有些正在申请扩大肺癌适应证。

近年来,抗肿瘤药物的研发飞速发展,免疫治疗药物迅速崛起,还有很多新的免疫治疗药物如雨后春笋冒了出来。2021年下半年,我国就有三款新的国产 PD-1 抑制剂——派安普利单抗、赛帕利单抗、恩沃利单抗先后上市,为了进一步提高免疫药物抗肿瘤疗效,有些正在研发的新药采取了同时靶向多个免疫检查点的策略。其中,同时靶向 PD-1 和 CTLA4 的双抗是最热门的一种组合药物,其代表药物 KN046 在非小细胞肺癌的初步研究中取得了不错的疗效。此外,还有针对新的免疫检查点(如TIGHT、LAG3、TIM3)而设计的新型抗肿瘤药物。虽然此类药物仍未成功上市,但相应的研究正在如火如荼地进行,相信将来能成为肺癌患者对抗肿瘤的又一大武器。

随着医疗保险惠民政策的大力推广,越来越多的抗肿瘤免疫药物慢慢被纳入医保。免疫药物从刚刚上市时的高高在上的"神药"变成了患者触手可及的选择。免疫治疗已经改变了肺癌的治疗模式,而且必然会继续为广大患者带来更多的益处!

## 肺癌的放射治疗
### ——看不见的"手术刀"

 **放疗——看不见的"手术刀"**

放射治疗,简称"放疗",顾名思义就是利用放射线治疗肿瘤。它通过高能量射线或粒子束打伤肿瘤细胞的 DNA,从而杀死肿瘤细胞,达到治疗肿瘤的目的。事实上,平时大家耳熟能详的"γ刀""X刀""射波刀"都属于放疗的一部分,而不是传统意义上的手术刀,可以说放疗就是一把看不见的"手术刀"。

上述提及的这类"刀"还有一个名字,叫X(γ)射线立体定向放射手术(stereotactic radio surgery,SRS),是由多个小野三维集束单次大剂量定向照射病灶,能起到类似手术的效果。将SRS和适形放疗相结合,应用于体部,称为立体定向体部放疗(stereotactic body radiation therapy,SBRT)。SBRT具有高剂量照射、周围剂量快速跌落的特征,这使其具有治疗时间短、可严格保护邻近重要器官并使病变受到大剂量照射的优点。

## 放疗的适应证

据世界卫生组织估计,约70%的肿瘤患者在其病程的某一阶段需要接受放疗。

那么,有哪些肺癌患者需要接受放疗呢?

首先,在非小细胞肺癌(NSCLC)中,我们将需要放疗的患者分为五类。

第一类,是无法耐受手术或拒绝手术的早期患者,对这部分患者来说,接受根治性SBRT的效果能和传统手术相媲美。

第二类,是部分可手术的局部晚期肺癌患者,他们可以接受术前新辅助放疗提高手术完全切除率，也可以在未能完全切除时行术后辅助放化疗。

第三类，是不可手术的局部晚期患者，局部放疗是这部分患者治疗的基石，根治性放疗联合化疗是局部晚期 NSCLC 的标准治疗方案。目前，Ⅲ期 NSCLC 根治性放化疗联合免疫治疗有效率达 40%。

第四类，是寡转移或寡进展的晚期患者，所谓寡转移或寡进展即转移或进展的病灶数量少（一般少于 5 个），且比较孤立，长期处于稳定状态。对于这类患者，在全身治疗有效的情况下，进行积极的局部放疗可以增强局部病灶的控制，从而达到延长总生存的目的。

第五类，晚期患者伴有骨转移、脑转移导致的局部症状或疼痛等情况，可以通过姑息性放疗缓解症状，改善生活质量。其次，放疗也是治疗小细胞肺癌（small cell lung cancer，SCLC）不可或缺的手段。在局限期 SCLC 中，除了少数早期患者可接受手术，多数患者的标准治疗方案均是放疗联合化疗。此外，手术未完全切除的患者也可进行挽救性放疗。特殊的是，局限期 SCLC 在综合治疗后疗效达到部分缓解或完全缓解的，还应在胸部放疗或化疗结束 3～4 周后接受脑部预防性放疗（prophylactic cranial irradiation，PCI）。对于广泛期 SCLC，放疗的作用同晚期 NSCLC 相似，可在寡转移患者化疗后行胸部放疗达到局部巩固，非寡转移患者则行姑息性放疗以达到控制症状、改善生活质量的目的。

患者要先进行活检,获得明确病理诊断并完成相关影像学检查,医生再根据检查结果进行 TNM 分期以确定治疗方案。现代放疗以适形放疗为主,对体位重复性要求高,故患者需要先进行体位固定,一般使用负压真空袋或体模固定。接着行 CT 模拟定位,扫描范围一般从第 4 颈椎至第 2 腰椎,CT 扫描图像可传输至放疗计划系统工作站。然后,医生会通过工作站在 CT 图像上逐层勾画靶区及危及器官,并授予处方剂量和剂量限制,再由物理师制订放疗计划。放疗计划完成后由医生和物理师共同评估,若不满意则再行修改直至满意。确定的计划传输至治疗机后患者需行复位验证,经医生确认验证片无误后开始进行放疗。

## 放疗的治疗周期

对于 NSCLC,一般使用常规分割照射,即 2Gy/ 次,每天 1 次,每周 5 天,共 6 ~ 7 周;而 SCLC,需要采用超分割模式,1.5Gy/ 次,每天 2 次,每周 5 天,共 3 周。此外,SCLC 患者的 PCI 通常也采用常规分割模式,2.5Gy/ 次,每天 1 次,每周 5 天,共 2 周。

## 放疗的注意事项

放疗在治疗肿瘤的同时,也会对周围的正常组织造成一定程度的损害从而发生副反应。那么,在放疗过程中,患者都应该注意哪些事情呢?

## 骨髓抑制

尤其是放疗联合化疗的患者,更容易出现骨髓抑制,因此患者在放疗过程中每周均应监测血常规。

## 放射性肺炎

一般在放疗后 1 ～ 3 个月出现,早期表现为干咳,严重者会出现咳痰、高热、胸痛、呼吸困难等,当发生严重症状时应及时就医。

## 放射性食管炎

通常在放疗后 3 周出现,患者会感到喉咙痛,甚至吞咽困难,可给予黏膜保护剂及止痛药对症处理,严重者可给予鼻胃管或静脉营养等。

## 放射性气管炎

多表现为刺激性干咳或有痰不易排出,轻症患者无须处理或对症处理,可雾化促进排痰。

## 放射性心脏损害

多数患者在放疗过程中心电图会发生变化但无临床症状,

若出现发热、胸闷、胸痛、心悸等症状时应及时就诊。

## 脑部放疗的脑损伤

之所以出现大家认为的脑放疗之后会变傻,是因为人的大脑中有一个叫"海马体"的结构,是主要负责学习和记忆的区域。在我们进行脑部放疗的过程中,可能会造成海马体损伤,从而导致记忆力减退。但随着放疗技术的进步,对海马体可以进行有效保护,对海马体的损伤也有了明显下降。

# 肺癌的介入治疗
## ——晚期肿瘤患者的"福音"

## 什么是介入治疗

介入治疗源于介入放射学(interventional radiology),最早是从放射科医生中派生出来的。因为有了 X 射线,使医生能借助这种射线观察到人体内部,同时也能观察到送入体内的各种器材,达到微创、直观、有效、便捷的目的,患者不需要通过开腔剖腹就能解决许多问题,医生们借助这一方法救治了很多患者,才有了今天如此快速的发展并扩大了诊治规模。

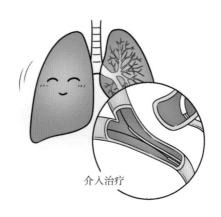

介入治疗

　　介入放射学是一门融影像医学和临床治疗于一体的新兴学科,涉及人体消化、呼吸、骨骼、泌尿生殖、神经、循环、内分泌等各个系统疾病的诊断和治疗。20世纪60年代始于国外,成长于70～80年代,发展于90年代,是一门以影像诊断学为基础,在医学影像诊断设备的引导下,利用穿刺针、导管及其他介入器材,对疾病进行治疗,如各种成形术,栓塞术,灌注术,支架术,消融术(包括微波、射频、冷冻、不可逆电穿孔、聚能超声刀、放射性粒子等),引流术,以及采集组织学、细菌学、分段采血及生理生化资料进行病理及临床诊断的学科。

　　简单来说,就是在不开刀暴露病灶的情况下,在血管或者皮肤上开几毫米的小孔或者经过人体原有的管道,在影像设备(CT、MRI、B超)的引导下进行局部治疗的方法。具体来讲就是将不同的药物经过血管或者皮肤直接穿刺注射到病灶内并直接作用于病灶,通过堵塞肿瘤血管或者直接通过药物杀死肿瘤;还可将不同的材料置于血管或者身体的其他通道(胆管、食管、肠管、气管),以此来恢复这些管道的正常功能。

## 介入治疗的优点

首先,介入治疗因其治疗时间短、创伤小、简便、安全、有效并发症少等优点获得了医患双方的认可。其次,药物直接到达病变部位,可大大增强病变部位的药物浓度,减少药物用量及药物副作用。最后,对于需要开刀的病灶,一般只需要几毫米的皮肤切口即可完成治疗,皮肤美观程度好。对于治疗难度较大的恶性肿瘤而言,介入治疗能够将药物局限在病变的部位,减少药物对身体其他部位的损害。

## 介入治疗的类型

本疗法可分为血管内介入治疗和非血管内介入治疗。

血管内介入治疗是指使用 1 ~ 2 毫米粗的穿刺针,通过穿刺进入人体的血管系统,在血管造影机的引导下,将导管送到病灶所在的位置,通过导管注射造影剂,显示病灶附近血管造影情况。然后进行介入治疗术,包括动脉栓塞术、血管成形术,常用的体表穿刺位点有股动静脉、桡动脉、锁骨下动静脉、颈下动静脉等。非血管内介入治疗,简单来讲就是没有经过血管内穿刺,直接经皮肤穿刺至病灶所在位置,对病灶进行治疗的方法,包括冷冻消融术、射频消融术、微波消融术等。

介入放射学发展迅猛,成为当今乃至 21 世纪最具前景的学科,以往认为不治或难治的病症将在不断探索中得到有效治疗,具有微创、准确、高效、安全和可重复性高的特点,已经和内科、外科成为三足鼎立的三大学科之一，并且已经分化出一些分支，如综合介入、心脏介入、神经介入、血管介入等。随着介入放射学的发展与普及，介入专业队伍的不断扩大，患者有了更多康复和痊愈的机会，因而该方法也日益成为临床治疗的优选方法之一，倍受患者和临床医生的关注。

　　介入治疗对肝癌、肝转移癌、肺癌、胃癌、食管癌、肾癌、胰及十二指肠肿瘤、宫颈癌、膀胱癌、妇科肿瘤、肢体肿瘤等实体肿瘤均有显著疗效。对于中晚期肿瘤，可使疾病降期、肿瘤缩小、患者长期带瘤生存，部分不能进行手术切除的患者甚至可以重新获得根治性手术的机会；对于部分早期肿瘤更可通过消融治疗，达到肿瘤微创根治的疗效。

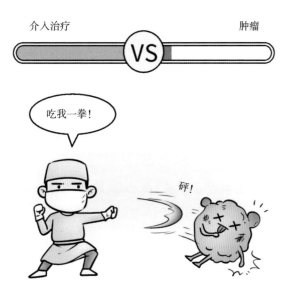

### 125 碘粒子植入

125 碘（$^{125}$I）粒子肿瘤内植入治疗，是一种放射治疗肿瘤的方法，是恶性肿瘤综合治疗的一种有效技术，属于近距离内放射治疗的一种。它是在 CT、超声等影像引导下，将发出低能量 γ 射线的 125 碘粒子直接植入肿瘤内或可能受肿瘤侵犯的组织内，对肿瘤组织进行不间断照射，持续性杀伤不同时期裂变的肿瘤细胞和肿瘤周围乏氧细胞，而正常组织不损伤或仅有微小损伤的一种治疗方法。其适用范围较广，可以治疗全身各部位的实体肿瘤，且不良反应较小，并发症少，可以做到随治随走。

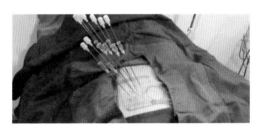

碘粒子植入

### 激光治疗

在临床工作中上，利用激光穿透性强和热效应的特点对支气管内的肿瘤进行烧灼、切割，使肿瘤组织汽化、凝固、坏死，从而遏制支气管局部病灶的进展。激光在产生热效应同时还可凝固血管，因此又具有止血作用。通俗地讲，激光疗法是一种使用激光束（一种窄光束）杀死癌细胞的治疗方法。

## 光动力疗法

光动力疗法（photodynamic therapy，PDT）是利用光动力效应进行疾病诊断和治疗的一种新技术。其原理是通过光敏剂被激发后与氧气相互作用产生活性氧物质杀伤肿瘤细胞，因为肿瘤细胞较正常细胞生长代谢活跃，会选择性摄取和富集光敏剂，随后在适当波长光线局部照射后，光敏剂被激活，产生光敏效应，连锁出现细胞毒作用，最后导致肿瘤细胞受损乃至死亡，达到治愈肿瘤的目的。

光动力疗法作为肿瘤治疗的一项新技术，与手术、化疗、放疗等常规手段相比，具有创伤小、能够选择性地杀伤局部原发和复发的肿瘤细胞、对健康组织基本没有损害或损害较小、可保持器官外形完整和正常的生理功能、毒副反应少、恢复时间短等优点，对年老体弱、不能手术或需要静脉化疗的患者尤为适宜。尤其是对于那些用传统治疗方法无效或危险的晚期肿瘤患者，光动力疗法还是一种能有效减轻痛苦、提高生活质量、延长生命的姑息性治疗手段。

## 冷冻消融

以氩－氦冷冻为代表的消融技术是目前较成熟的冷冻消融治疗技术，其主要作用机制为冷冻对靶组织及细胞的物理杀伤、肿瘤破坏微血管栓塞以及冷冻后的肿瘤组织作为抗原引起的机体免疫反应。

其主要原理为通过 Joule-Thomson 效应，高压氩气可使探针尖端的靶组织冷却至 -140℃,导致靶细胞结冰、细胞膜破裂及细胞内容物释放引起微血管闭塞,组织缺血、坏死等;而氦气可使靶组织温度从 -140℃上升至 20 ～ 40℃,通过这种温度梯度的变化以及多次冻融循环,可提高消融效果,杀灭肿瘤细胞,达到治疗肿瘤的目的。

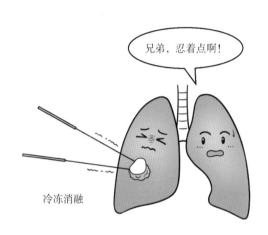

冷冻消融

### 射频消融

射频消融是应用频率 < 30 mHz(通常为 460 ～ 480 kHz)的交变高频电流使肿瘤组织内离子发生高速震荡,互相摩擦,将射频能转化为热能,当局部温度达到 60 ～ 100℃时,肿瘤细胞发生凝固性坏死。

凝固性坏死程度有赖于达到的温度和持续时间,影响因素包括热量传导与循环血液及细胞外液间的热对流。具体来讲,是将直径不足 2 毫米的电极针准确穿刺到患者肺部肿瘤组织中,通过电极释放的热能来"杀灭"病灶,创伤很小,恢复很快。

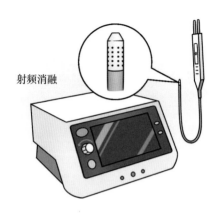

射频消融

## 微波消融

提到微波,很多人就会想到"微波炉"。是的,治疗肿瘤的微波和加热美食的微波在工作原理类似,同样都是致热的原理,只是应用不同罢了。肿瘤微波消融治疗,就是将"微波消融针"通过穿刺插入肿瘤组织,利用微波热量使肿瘤细胞死亡继而使肿

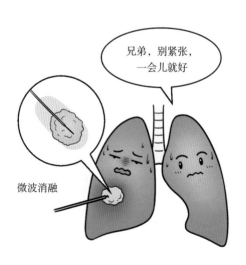

兄弟,别紧张,一会儿就好

微波消融

瘤消散、融解,从而达到非手术"切除"肿瘤的治疗效果,属于精准微创治疗技术的一种。

相对于其他几种消融方式,微波消融因其消融范围大、加热迅速、加热均匀、受血流影响小、不影响心脏起搏器等多个优点在肺癌治疗中脱颖而出,成为肺癌消融治疗的首选。

微波消融治疗的过程相对传统手术来说简单易行。患者无须麻醉,经过必要的术前准备后,手术医生根据患者术前强化CT设计好穿刺路径及肿瘤消融范围,在CT引导下,选择合适的穿刺点,直达肿瘤,然后启动消融。肺肿瘤穿刺活检及肺小结节定位在胸外科属于常规诊疗,所以医生进行微波消融治疗技术娴熟,一个肺肿瘤或者肺结节,从穿刺到消融完成,仅用时十几分钟到半小时不等。而且,CT下可实时、直观地看到肿瘤的变化直至完全消融。

大多数患者术后第1天即可恢复正常,第2天便可出院。出院后仅需定期复查胸部CT,必要时可行PET/CT检查,评估观察有无新发病灶及并发症等。

肺癌患者对经皮微波消融治疗具有良好的耐受性,术后肺功能几乎不受影响。因此,肺癌微波消融因为创伤小、恢复快,目前在临床中应用越来越多,受到广大医务工作者和患者的欢迎。

## 即便是晚期肺癌仍然具有重要的治疗价值

如果你得了晚期肺癌,你会治疗吗?

晚期肺癌患者到底该不该继续治疗,已经是一个老生常谈的话题了。不可否认,癌症晚期意味着患者不能治愈,且癌症是一个全身消耗性疾病,会给患者带来心理和生理上的痛苦。癌症姑息治疗的目的是在尽量延长癌症晚期患者生命的基础上保证患者的生活质量。

有一位患者,在 2014 年 3 月的某一天,睡醒后突然开始剧烈咳嗽。他平时不吸烟也不喝酒,同时是一位体育爱好者,这让他和家人对疾病放松了警惕。症状持续几天后,他服用了几天感冒药物,但仍不见好转且情况愈来愈差,呼吸也很吃力。他前往医院检查,结果可不是感冒那么简单了,医生建议他立即住院。在住院的一个星期内,他的肺部被抽了两次积水,足足有两盆,即使这样病情依然没有好转。接下来的 PET/CT 检查和活检结果犹如晴天霹雳,检查报告上的"肺癌晚期"让他和家人感觉天塌下来了,夫妻二人原本规划好的美好生活,没想到却遭遇了这种意外。看着患者难受的样子,家人一致表示会全力支持治疗。

鉴于患者会从靶向药物中获益的可能性,医生建议他完善基因检测。非常幸运的是，检测结果显示 *EGFR* 基因突变型，刚好这种突变类型是有靶向药可以服用的。看到这一结果，考虑到患者当时的年龄和经济情况，医生推荐他服用我国自主研发的一种新型靶向药物，这在当时是性价比最高的药物。2014年4月，他开始服用药物，用药几个月后，身体出现了好转迹象，肺部病灶开始缩小，胸腔积液不再像以前那么严重了，呼吸也轻松了很多，副作用也不太明显，后来便一直坚持用药。

不知不觉，7年过去了，他一直服用药物没有间断，并积极地配合治疗，现在84岁的他和往常一样正常吃喝、正常生活，从来没有感受到害怕和恐惧，也没想过生命会马上终结。他说得病了就要积极寻求治疗，一定要和病魔斗争到底。为了照顾好丈夫，老伴儿准备了两本小小的笔记本，一直随身携带着，上面密密麻麻地记录着丈夫自2014年服药之日起，每次领药、寄随访表、做CT检查的时间……，从来没有间断过。既往的观念一致认为老年人对药物副作用的耐受程度较低，而这位高龄患者长达7年的生存期预示着晚期肿瘤患者在通过积极的姑息治疗后是可以在延长生命的同时保证生活质量的。

得了晚期肺癌还能活多久？

很多患者和家属都会提出这个问题。

事实上，我们只能说肺癌晚期了，预期寿命就不长了。据统计，只有不到一半的人能活过1年，只有不到5%的人能活过5年……但具体到每个人还能活多久谁都不知道。这些数字看似很小，但这只是面向广大人群的统计学上的描述，当发生在自己身上时概率就是100%。一旦放弃治疗,那么等来的是逐步逼近的死亡。

每个人生命的长度都不同,可能在癌症确诊时就已经被判定了生命的最后期限,但其实人的求生欲真的很强,谁都不愿离开。所以,患者身体、心理的痛苦是旁人无法体会的。他们怕花钱,也放心不下家人,也会担心自己的离开会给家人带来痛苦和不安。

**走出误区**

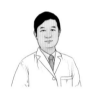

肺癌晚期,并不等于生命的终结。在晚期肺癌实施治疗对于大多人来说不仅可以减轻患者的痛苦,还能延长其寿命。随着医学技术的进步,得益于精准靶向治疗和免疫治疗的应用,越来越多的晚期肺癌患者跨过了五年生存期大关。尤其是近年来免疫治疗的蓬勃发展,给很多患者带来了生命的曙光。传统药物不断优化,新的药物不断研发,还有一些已经或即将纳入医疗保险,现在已经不是"谈癌色变"的年代了。相信未来,随着医学技术的不断进步,会有更多的创新治疗方案,为肺癌患者带来战胜癌症的希望,实现健康中国的目标。

# 肺癌的中医中药治疗
## ——不可缺少的治疗

　　随着时代的发展,我国肺癌的诊疗水平取得了较大进步,人们对肺癌的认知和自我体检的意识在逐渐增强,在接受现代医学的手术、放疗、化疗、免疫靶向治疗的同时,很多患者会寻求中医的治疗与帮助。

　　在古代中医文献中未见肺癌的病名,据其症状和体征,归属于肺积、息贲、咳嗽、喘息、胸痛、劳咳、痰饮等病证的范畴。中医认为,肺癌的发生与正气虚损(内因)和邪毒入侵(外因)关系密切。一般而言,患者多有饮食失调、劳倦过度、情志不畅等导致的正气不足,加之六淫之邪乘虚袭肺,日久而形成肺部的肿瘤,是一种全身属虚、局部属实的疾病。中医中药作为肿瘤治疗的一种方法,在长期的治疗实践中摸索和积累了许多经验,取得了较好的疗效。

### 肺癌的中医治疗与"祖传秘方"

　　中医用方药治病经过几千年的反复实践总结,其疗效有目共睹,方剂是在辨证立法的基础上,按照组方原则,选择适当剂量的药物配伍而成,其疗效以"辨证论治"为指导前提。辨证论治是中医学精髓,包含"辨证、立法、选方、用药"等一系列中医诊治疾病的具体思维过程,是我国特有的一种临床诊疗原则,它的形成与发展经过了两千多年的漫长过程,逐步形成了一个完整的体系。而"不辨证型、生搬硬套"地使用所谓的验方、偏方是违背上述基本诊疗原则的,下面这个流传已久的小故事可以解释为什么中医治病要"辨证论治"。

东汉名医张仲景运用方剂疗效非常好,人称"医中之圣,方中之祖"。有一次,两个患者同时来找张仲景看病,都说头痛、发热、咳嗽、鼻塞,经过询问,原来两人都淋了一场大雨,张仲景诊断他们都是"感冒",各开了剂量相同的麻黄汤以发汗解热。第二天一早,其中一位病患的家属告诉张仲景,说患者服药后,出了一身大汗,但头痛更严重了。张仲景以为自己误诊了病情,赶忙探望另一位患者。另一位患者说服药后出了一身汗,病已好了大半。张仲景便觉得奇怪,为什么同样的病,服相同的药,疗效却不一样呢?他仔细回忆前一天诊治时的情景,想起在给第一位患者诊脉时,患者的手腕上有汗,脉也较弱,而第二位患者的手腕上却无汗,他在诊断时忽略了这一差异。第一位患者本来就有汗,应为表虚,再服下发汗的药,不就更加虚弱了吗?这样不但治不好病,反而会使病情加重。于是他立即改变治疗方法,解肌固表,调和营卫,重新开方抓药,患者很快便好转了。这件事给了他很大的启发,同样是感冒,表症不同,治疗方法也不应相同,方剂配伍则完全不同。之后,张仲景在著述的《伤寒杂病论》中提出各种治疗方法,需要医生根据实际情况运用,而非一成不变,充分体现了"辨证论治"的重要性。

## 走出误区

　　如"感冒"这种常见病尚需要辨证论治,肺癌这类疑难重症更加需要有经验的医生进行规范地辨证论治,切不可偏信偏用所谓的"祖传秘方"。

## 中医治疗作为综合治疗的重要组成部分,贯穿肺癌治疗全程

　　中医学历经千年的历史沉淀,是一个伟大的宝库,大量临床实践和基础研究表明,中医中药治疗肺癌具有减轻患者症状,预防复发转移,提高放疗、化疗和靶向治疗的依从性,改善生活质量,延长生存期,维持治疗等多方面作用,日益受到关注和肯定,成为肺癌综合治疗中不可或缺的部分。

　　中医治疗肺癌,需要在有经验的专业医疗机构中开展进行,并遵循以下几点。

### 辨证论治,辨病与辨证相结合

　　如前文反复提到的,辨证论治是中医的精髓,肺癌的治疗同样遵循这个原则,按照四诊八纲、理法方药进行辨证论治,同时在辨证论治的基础上加以辨病治疗,即辨证与辨病相结合,综合考虑患者的具体情况、身体强弱、病期早晚、治疗阶段及合并用药等情况。采取或攻或补的治疗方法,如初诊未治的肺癌多见阴虚内热、痰热壅肺、气滞血瘀、脾虚痰湿等证型,治疗上分别

予滋阴润肺、宣肺化痰、行气化瘀、健脾燥湿等治疗原则；而术后患者多见肺气亏虚、肾不纳气等证型，治疗上需要注意补益肺气、补肾纳气；化疗为攻伐之品，易导致脾胃虚弱、肺脾气虚、气血两虚、肺肾亏虚等虚证，多采用具有健脾和胃、益气补血、益肺补肾功效的方药；放疗则为热毒之邪，放疗后常出现肺燥阴虚、痰热壅肺、热毒伤肺、气阴两虚的表现，治疗上要注重滋阴润肺、宣肺化痰、凉血止血、益气养阴等；对于靶向药物引起的皮疹，在内服药物的同时，使用祛风止痒、清热凉血、散结消肿的药物外洗湿敷可取得良好效果。

## 中西医结合

中西医结合是现代肿瘤治疗应该积极提倡的诊疗模式，中医与西医比较而言，中医重宏观，西医重微观；中医重整体，西医重局部；中医重辨证，西医重辨病。虽然中医辨证与西医辨病有诸多区别，但若将两者相结合，西医辨病可以弥补中医无证可辨的局限性，现代医学检测手段（影像学检查、病理学诊断、基因检测等）的运用，对于揭示疾病的本质发挥着巨大的作用，在某种程度上也提高了中医临床诊治水平；同时中医辨证也可以弥补西医的不足，用辨证手段直接把握机体病理性状态，用针灸、中药等治疗手段调整机体潜在的自稳调节功能，综合调动机体抗病能力，达到"阴平阳秘"的平衡状态。以肺癌治疗为例，现代医学强调的精准治疗，"同病异靶""异病同靶"与中医"同病异治""异病同治"诊疗方式，在肺癌诊疗的追"本"溯源方面达到了中西医两种诊疗体系的交融和解。

## 名贵药材进补要谨慎

冬虫夏草、燕窝、人参、灵芝、鱼胶等贵重的"补品",本质上也是中药,有相应的"性味归经"特点,对患者体质也有相应要求,需要在有经验的中医医生指导下辨证使用,不应过分夸大这些药物的治疗功效,更不能本末倒置,过度依赖这些"补品"。均衡的饮食、适当的体育锻炼、远离烟酒的健康生活方式及定期的防癌健康体检是性价比最高的"补品"。

## 肺癌患者"忌口"的注意事项

有一些说法认为,太营养的食物会让肿瘤长得更快,建议患者加强忌口,以达到"饿死"癌细胞的目的。

这个说法对吗?

实际上即使阻断营养摄入,癌细胞也会增长,过度节食只会让身体消耗得更快,降低对治疗的耐受性,甚至加速疾病恶化。"饿死"癌细胞是完全没有科学依据的。但某些忌口是可取的,如腌制、盐渍、烟熏食物,霉变的花生和玉米等,是公认会产生致癌或促癌物的食物。

中医认为肺为娇脏,喜润恶燥。五行中肺属金,脾属土,补土可生金;肺属上焦,肾属下焦,肺主呼吸而肾主纳气,补肾可纳气。饮食调理以润肺、健脾、固肾为基本原则。常用的药物和食物有北杏、浙贝母、百合、无花果、北沙参、党参、枇杷叶、枇杷果、梨、甘蔗、西洋参、莲子、瘦肉、母鸡、水鸭、鲜贝、鲜鱼等。

## 医生提示

　　总体应强调均衡营养膳食摄入,对合并肥胖、糖尿病、高脂血症等基础代谢类疾病时,应在专科医生指导下合理控制饮食,不可"百无禁忌",也不可盲目忌口。

## 肺癌的多学科综合诊疗
### ——集体的智慧

　　如果把人类与疾病的抗争比作一场战斗,那么对抗癌症的过程就如同一场持久战。要想战胜癌症不能只凭一人之力,更不可逞一时之功,否则只可暂时止痛,难获长久之益,需要多学科团结协作,统一治疗方向,以人为本,以病为点,制定出最适合患者实际情况的个体化综合治疗方案,才能为患者带来生活质量提高以及生存时间延长的双重获益。

　　这种"团结协作,统一路线"的持久战略方针在医疗实践中指的就是 MDT(multi-disciplinary team),即多学科团队讨论的治疗理念,它是由多个学科资深专家以共同讨论的方式为患者制定个体化的诊疗方案。

这不,小张的体会最深刻,小张既是一名肿瘤外科医生,同时也是一名肺癌患者的家属,当同时具备医生和患者家属这两种身份时,对于肺癌的认识就比单纯站在各自角度更加清醒,思考得更加深刻,因此小张更能体会到多学科团队协作理念在肺癌诊疗过程中的重要价值,他也很愿意以自身的经历和体会向大家介绍什么是MDT。

首先,我们回顾一下小张父亲看病的经历,这也是大部分病友类似的经历。去年小张的父亲因咳嗽去看了呼吸科,医生建议先做个胸部CT检查,结果发现肺部有直径约10毫米大小的肺结节。患者的心情既担心又害怕,一时手足无措。影像科医生看过后告知小张他父亲的肺部结节不除外恶性肿瘤的可能,建议必要时行CT引导下穿刺活检。患者回到呼吸科复诊,医生建议可以先取活检,明确病理诊断,再决定治疗方案,同时告知活检方法及风险。首先,建议先行支气管镜检查,可是因为肺结节位于肺周围,支气管镜下看不到,活检取到病理的可能性较小;其次,建议考虑肺穿刺活检,可是穿刺过程有引起出血、气胸和针道转移的风险;再次,建议可考虑行电磁导航定位下支气管镜活检术,但是该项操作需要在全身麻醉下进行,也有出血和病灶残留导致复发的风险。

小张听了上述建议后,又去找胸外科医生就诊,同样也给出了上述意见,并提出了第四条建议,根据影像学特征,恶性肿瘤可能性大,建议可考虑直接手术,术中送冰冻病理,通过手术既能达到诊断目的,又能达到治疗目的。但是小张父亲已经

73岁了,有长期吸烟史,心肺功能较差,手术相关风险不能完全避免。在小张面临困难选择时,又想着去放疗科看看,放疗科医生提出了另一种方案,可以考虑行立体定向放射治疗,这是一种新兴的放疗技术,它利用高精度的放疗技术对肿瘤进行精准定位照射,同时还能很好地保护周围正常组织,具有无创性、精确性、风险小的特点。但是目前只是根据临床经验和影像学诊断肺癌,没有病理学证据;另一方面放疗与手术哪个更好,也不好选择。

小张陷入困难抉择中。作为医生,他能理解每一位医生的建议都是科学和严谨的,每一个建议都有大量的循证医学证据所支持,但是将这么多方案一起告诉患者,一时难以选择或者仓促选择都是可以理解的。

那么,在这种情况下举行一场MDT讨论就显得非常必要且重要。于是影像科、胸外科、放疗科、肿瘤内科、呼吸内科、病理科众多科室聚集一堂,针对患者的病情及实际情况进行了详细

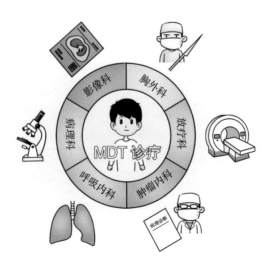

的讨论,各抒己见,最终制定出了合理的、符合实际情况的诊疗方案。

MDT讨论将医患之间一对一的信息输出转变成以患者为中心的多学科团队之间的讨论和协作,将极大减少患者的思想负担,同时最大限度减少了治疗选择的偏移。这种方式也有助于促进科室之间知识交流和更新。每一个科室都有其优势技术,通过多学科之间充分的讨论,针对具体患者制定治疗方案,达到"殊途同归"的效果,这种讨论并不仅仅像传统的会诊一样只解决某一个点的问题,而是权衡利弊,为患者的长远治疗作出系统性规划,达到提高生活质量和延长生存期的双重目的。

肺癌综合治疗是一个专业性强涉及面广的复杂课题。MDT模式将帮助临床医生更系统更全面地考虑肺癌的诊治,按"病"不按"科"将进一步深化专科精细化的特点,又联合多学科优势对肺癌患者进行"多对一"的诊疗。MDT模式可以最大限度减少误诊误治的风险,缩短患者诊断治疗的等待时间,增加治疗方案的可选择性,制定最佳治疗方案,改善预后,避免了转诊给患者带来的负担,提高患者满意度。在互联网技术的助力下,不同地区、不同学科相互促进、融合,不仅使患者获得最大的收益,而且对整个医疗系统的质量提升都具有重要意义。

因此,患者不是一个人在战斗,医生也不是一个人在战斗,抗击肺癌虽然持久,但只有医患信任、学科协作、团结一心、并肩作战,才会取得最终的成功。

康复

扫码看视频
获取更多知识

医生，我父亲手术后可以吃补品吗？手术后可以吃牛肉吗？有人说牛肉是"发物"容易造成肿瘤复发，是真的吗？手术后可以坐飞机吗？手术后还可以工作吗？手术后伤口疼痛，是不是肿瘤复发了？

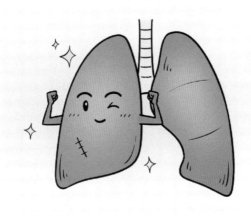

相信你们也会有上述疑问，请跟我们一起走进肺癌康复篇，从多方面了解肺癌的康复知识。

> 重视肺癌术前谈话的内容

在临床医疗工作中，签署《手术知情同意书》意味着必须向患者介绍手术风险和可能出现的医疗意外，当"麻醉意外""心搏骤停"等字眼呈现在患者面前时，一些患者会出现心理紧张、恐惧，甚至拒绝配合，放弃原本没有什么风险的手术。这种做法使患者在遭受生理病痛的同时，又承受着巨大的心理压力。

## 为什么需要术前签字

我国《医疗机构管理条例》第 33 条规定："医疗机构施行手术、特殊检查或者治疗时，必须征得患者同意，并应当取得其家属或者关系人同意并签字；无法取得患者意见时，应当取得家属或者关系人同意并签字"。这种签字行为通常被认为是术前签字。

术前签字行为以医生的告知为前提，其既是患者知情权和医生告知义务的实现，也是患者自主决定权的实现，可以说术前签字行为融患者知情同意权和自主决定权于一身。手术前一般至少需要签五张文书，下面来一一告诉大家有什么用。

## 授权委托书

授权委托书患者和家属都需要签字,这一张"书"是什么意思呢?就是患者授权给自己的朋友或者亲人,如果手术当中出现突发情况,没有预料到的情况,临时需要作出决定,那么被授权人有权利替患者作出决定。

有人会问,患者自己不能作决定吗?为什么要授权给别人?

如果是做局部麻醉或者半身麻醉的手术,患者是完全清醒的,可以自己作决定,可以不用授权给别人。如果是全身麻醉的手术,则一定要签授权委托书,因为患者已经被全身麻醉了,没有任何知觉,对手术中发生的一切一无所知。如果手术中出现突发情况,需要临时更改手术方案,不可能把患者叫醒,再去询问患者的意见。所以,需要术前委托给别人,如患者的爱人、父母、子女。

## 手术同意书

手术同意书也是必须要签字的,如果不签字,手术无法开展。因为进行任何的有创操作或者大型检查,是需要征得患者同意的,如果患者签字了,则表示接受手术,了解为什么要做手术、做什么手术、手术怎么做,并且知道手术中或者手术后可能出现的风险及意外,愿意承担相关的风险。

**麻醉风险告知书**

　　大部分麻醉药物比一般药物的副作用大,麻醉期间由于药物的特殊作用,患者自身的生理变化及手术的不良刺激等,可能会出现一些意想不到的事情,如喉痉挛、呼吸道梗阻、心律失常甚至心搏骤停等麻醉意外。

　　麻醉意外及并发症并非与手术大小、疾病严重程度一致,有些手术虽小亦可发生严重的麻醉意外。因此,患者家属要有充分的思想准备,不但要承受手术的风险,还要承受麻醉的风险。尽管医生的医术精湛,手术中也可能会出现一些意想不到的情况,当发生手术或麻醉意外时,医务人员需要与患者家属求得共识,使双方达成统一的意见,积极配合抢救。

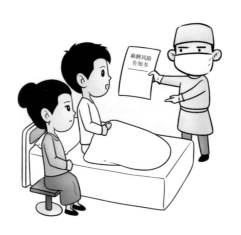

**输血同意书**

　　做手术毕竟是一件"动刀子"的事情,术中出血是无法避免的,如果术中出血较多,或者术前患者就有贫血,手术中或者手术后就可能需要输血。输血有一定的危险,有可能出现过敏、皮疹、发热等副作用,还可能出现一些少见的并发症(如排斥反应),传播一些传染病。签署输血同意书,表示患者理解输血的风险,愿意接受输血治疗。

## 自费同意书

有一些一次性手术耗材,还有一些贵重的药物和大型检查,有可能是医疗保险不报销或者部分报销的,也需要征得患者同意,签字后才可以使用。

有人说,手术前签字是医生和医院为了逃避责任,不愿负责,患者和家属要承担相关的责任。其实,手术前的签字并不是为了推卸责任,也不是后果自负,这些签字单并不是免责协议,如果确实是医生在诊疗过程中有失误、有过错,都需要承担相关的责任。签字只是起到一个告知的作用,取得患者和家属的同意,这样医生才能无后顾之忧地给患者做手术。

# 无偿献血既是帮助别人
# 也是帮助自己

《中华人民共和国献血法》第 15 条规定:"为保障公民临床急救用血的需要,国家提倡并指导择期手术的患者自身储血,动员家庭、亲友、所在单位以及社会互助献血"。

互助献血是指家庭、亲友、所在单位在患者用血前参加无偿献血，以保证临床用血需求的行为，是相关法律法规规定的一种献血形式。然而，有不法分子利用互助献血的法律漏洞变相卖血，这严重违背无偿献血的宗旨。因此，为保障我国血液制品的安全提供和无偿献血事业的健康有序发展，根据国家卫生健康委员会《关于做好十九大期间医疗安全管理工作的通知》指示，2018 年 3 月底前，全国取消互助献血。

社会提倡无偿献血，让无偿献血满足临床用血需要，但是对于家属是否需要献血，其实是完全出于自愿的。如果患者在手术中失血比较多，可能需要在医生指导下进行输血治疗挽救生命，患者所需要的血型又比较稀缺，血库暂时没有，而家属血型很相配时，可以考虑让家属适当献一些血，供患者使用。但是，家属是否愿意献血给患者使用，也属于自愿行为。

## 患者术前心理治疗 同样不可或缺

### 手术前患者的心理变化

医生告诉癌症患者需要进行手术时，手术作为一个应激源，就可能会不断影响患者的心理。由于患者对手术相关知识了解不够,缺乏充分的思想准备,使患者对于自己即将要进行的手术产生紧张、焦虑、恐惧、惶惑、不知所措等各种复杂的心理,如担心手术是否安全,手术后伤口疼痛是否能忍受,有无并发症或后遗症,术后能否适应正常工作和生活,社会关系改变,经济压力等,从而导致患者出现睡眠紊乱,影响患者手术前的身体健康状况、术后的康复进程。这些心态上的变化对每个人来说都再正常不过,但是患者们还是可以通过各种方法来调节自己的心情,以积极的心理状态进行治疗。

## 💬 癌症患者手术前心理调节方法

调整心理的方法有很多,可以从以下几个方面进行尝试,保持积极阳光的心态,配合手术治疗。

### 转移注意力

患者可以通过积极与人沟通交流,寻求理解和帮助,尤其是寻求家人的鼓励和包容,家人的陪伴、关心、鼓励、支持可以减轻患者的心理压力,能够有效缓解不安全感、无支持感,增强治疗信心。

家人可以多尝试与患者回忆过去共同的愉快经历,展望美好的未来,转移患者注意力。患者也可以与同室的病友交流心得和经验,相互鼓励,增强治疗的信心。必要时,可以咨询心理医生,缓解自己紧张、害怕的情绪;同时,家属不要在患者面前表露出过分的担心、消极等不良情绪,以免增加患者的心理压力。

另外,患者也可以选择一些自己感兴趣的事情去做,如下棋、打扑克、剪纸、画画,将自己的主要精力放在更有价值、更感兴趣的事情上,在精神放松的基础上试行手术,可以提高手术的耐受性、安全性。

## 坚定信念

患者对癌症治疗要有正确认知,癌症不是不可愈的,消除"得了癌症就是判了死刑"的消极观念,要坚信自己是可以抵御病魔的,疾病也是可以治愈的,放宽心,积极配合治疗。

术前医生谈话会谈到方方面面的风险,目的是让患者知情并取得配合,做好充分的手术准备,提高手术安全性。其实,风险发生的概率很低。要充分相信医护人员的专业技术,积极配合。如患者心理压力过大,导致无法入睡,可以告知医生,遵医嘱使用一些镇静、抗焦虑的药物,帮助患者减轻心理压力,促进睡眠,改善睡眠质量。

## 放松身心

放松疗法是按一定的练习程序,学习有意识地控制或调节自身的心理、生理活动,以达到降低机体唤醒水平,调整因紧张、刺激而紊乱的功能。通过意识控制使肌肉放松,同时间接地松弛紧张情绪,从而达到心理放松的状态,有利于身心健康。患者可以通过阅读、深呼吸、听舒缓的音乐缓解紧张情绪,适当进行有氧运动,如慢走、爬楼梯、瑜伽……运动可改善人的情绪,缓解压力。运动时大脑会产生能引起人体身心愉快的物质,可以消除忧愁和烦恼,抑制不良情绪的侵蚀,同时运动还能锻炼人的意志,增强战胜癌症的信心和毅力,对治疗癌症是非常有意义的。

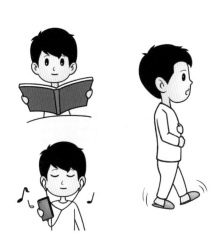

# 重视肺癌术前、术后的肺功能训练

 **肺康复锻炼**

手术是治疗早期肺癌的首选方法,但是会直接造成肺部创伤,引起肺生理功能下降,术后肺容积减少,胸腔负压被破坏,肺组织受压以及肺泡萎陷,呼吸道分泌物增加,可能导致肺部感染、肺不张等。此外,术后留置胸管、患者怕痛不敢用力呼吸等因素,限制了患者的呼吸运动幅度,进一步影响肺功能,严重制约患者术后的快速康复,影响患者术后早期生活质量及预后。

肺康复训练是 2013 年美国胸科医师协会和欧洲呼吸学会提出的一种非药物治疗手段,包括运动训练以及呼吸训练等,经过一系列训练措施,不仅能够改善患者的临床症状,而且有助于促进患者胸腔内残留气体和液体的排出,对患者肺功能恢复具有重要作用。

运动训练是肺康复的基础,主要目的是提高骨骼肌的肌力和耐力,快步走、呼吸操、爬楼梯运动是最常用的运动训练方法,可以帮助提高心肺功能,增加代谢能力和身体机能,良好的术前体能可以增强对手术的耐受、减少并发症。

术前每日运动 2 次,每次连续 20 分钟,推荐在上午 9 点或晚上 8 点进行。

呼吸功能锻炼可以增加肺通气,增强呼吸肌功能,迅速清理呼吸道的分泌物,对胸部手术后痰液的排除及肺的膨胀有明显效果,并显著降低肺炎 / 肺不张等肺部并发症的发生。常用的几种方法如下。

**深吸气训练——缩唇和腹式呼吸训练**

许多人习惯只用胸式呼吸,这种呼吸方式主要是胸部的扩张和收缩,横膈膜的运动较小,呼吸多集中在肺部的上、中部,肺的下部由于运动较小,时间长了会逐渐形成肺泡关闭,导致肺组织萎缩,甚至纤维化。

深吸气训练包括了缩唇训练和腹式呼吸训练。这两种训练是通过吸入空气,肋间外肌和膈肌收缩,使胸廓的前后径和上下径都增大。胸廓扩大,肺随着扩张,尽可能地膨胀扩大肺的容量,帮助恢复肺功能。这一呼吸训练模式可以减少肺部的生理性死腔,然后不断地提升肺呼吸的有效性,扩大肺活量,改善心肺功能,有效减少肺部感染的同时还能降低术后因胸式呼吸带来的胸管活动疼痛。

**缩唇训练方法**

用鼻子慢慢吸气,呼气时缩唇轻闭,慢慢轻轻呼出气体,如同吹口哨。吸气和呼气的比例按 1∶2 进行,慢慢地练习,把吸气与呼气比例达到 1∶4 作为目标。

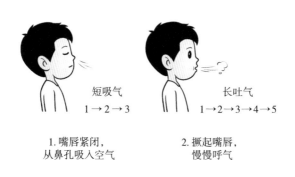

缩唇训练

## 腹式呼吸训练方法

在缩唇呼吸的基础上,深吸气(鼓起肚子)3 ~ 5 秒,屏息 1 秒,然后缓慢呼气(缩肚子)3 ~ 5 秒,再屏息 1 秒。也可坐式、卧式、站式,呼吸节奏尽量放慢加深。一呼一吸为一次,每次呼吸间隔越长越好。

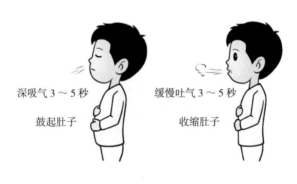

深吸气 3 ~ 5 秒　　　　缓慢吐气 3 ~ 5 秒

鼓起肚子　　　　　　　收缩肚子

腹式呼吸训练

除此之外,患者还可以通过使用呼吸训练器,来进行术前及术后的呼吸功能锻炼。目前常规的呼吸训练器是采用阻抗训练为基础原理,使用者在使用呼吸训练器时需要费力去抵抗训练器设定的阻抗,借此增加呼吸肌的肌力强度与耐受度。

## 术前咳嗽训练

咳嗽训练的目的是帮助患者掌握有效的咳嗽方法,合理运用身体各部分的肌肉提高排痰能力,这样术后可以有效咳嗽排痰,防止肺部感染的发生,有利于术后快速恢复。特别是有吸烟史的患者,术后无论是痰量还是痰的黏稠度都比一般人多和黏稠,所以更应注意掌握有效的咳嗽方法。

**爆发性咳嗽**

患者呈坐位或半坐位,头稍向前倾,略含胸,深吸一口气屏住 1 ～ 2 秒,随着胸腹肌的突然收缩,用力咳嗽。

**分阶段性咳嗽**

连续地小咳嗽,可将痰液逐渐运送到喉部,再用力咳出。

**训练处方**

术前咳嗽训练为每天 3 次,每次 10 下,可适当增加练习次数。

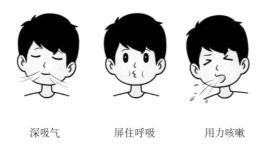

深吸气　　　　　屏住呼吸　　　　　用力咳嗽

术前咳嗽训练

### 主动呼吸循环技术

主动呼吸循环技术是一种应用较为成熟的气道净化和呼吸功能训练技术，完整的方法共4步，包括4～6个呼吸控制（腹式缩唇呼吸）、3～5个扩胸深呼吸、4～6个呼吸控制、2～3个用力哈气，加上有效咳嗽。

## 术后镇痛
### ——不可或缺的关键环节

疼痛不是大病，但痛起来真要命，尤其是肺癌治疗行开胸手术后，真的是很痛。手术切口的损伤以及留置胸管的刺激是导致胸外科患者术后疼痛的主要原因。

术后疼痛是机体受到伤害刺激（组织损伤）后的一种反应，包括生理、心理、行为上的一系列反应，也是影响生活质量的重要因素之一，在2002年的世界疼痛大会上，疼痛已经被列为继体温、呼吸、脉搏、血压之后的第五大生命体征。

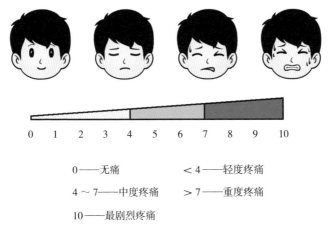

| 0 | 无痛 | < 4 | 轻度疼痛 |
| 4 ~ 7 | 中度疼痛 | > 7 | 重度疼痛 |
| 10 | 最剧烈疼痛 | | |

疼痛数字等级评定

一直以来,人们认为术后伤口疼痛是不可避免的,很多患者对疼痛的认知存在误区,认为止痛药物会影响伤口愈合或导致成瘾,所以即使疼也忍着不用药,选择默默忍受,而且把它当作一种坚毅的表现。实际上这种观点是没有科学依据的。

首先,止痛药在医生专业的指导剂量下是很少成瘾的,目前很多术后患者会安装镇痛泵。镇痛泵是一个可以控制速度,输注药物的小设备,正常情况下,镇痛泵里的药物会缓慢地、持续地输注,保证给患者一个比较小剂量的基础镇痛。有些镇痛泵还会有一个手柄,患者可以根据自身情况来控制用量,按压手柄上的按钮,镇痛泵会加量输注镇痛药物以满足患者的镇痛需求。同时,镇痛泵上也有一些特殊的设置,来防止患者反复多次按压导致药物过量输入。当然,由于个人对于药物的敏感程度不同,镇痛泵里的药物也会有一些副作用,最常见的就是恶心、呕吐,一般停止输注即可缓解,不会造成太大的影响。

其次,我们需要知道术后疼痛及其应激反应,将对机体多个方面带来不良反应,直接影响术后康复。术后疼痛导致的机体病理、生理改变不容轻视,不但能使循环系统、呼吸系统、消化系统、内分泌系统、免疫系统、凝血功能等发生改变,而且剧烈的疼痛可以造成精神创伤,带来焦虑、恐惧、失眠,产生无助感。肺癌术后患者还会因为惧怕疼痛不敢咳嗽,导致更为严重的肺部感染,或因疼痛扰乱睡眠,长此以往导致心律失常。相比止痛药带来的副作用,这些并发症带来的危害往往更为严重和迅速,对手术预后有明显不利影响。

术后疼痛对机体的不利影响

| 短期不利影响 | 增加氧耗量 | 交感神经系统的兴奋增加全身氧耗,对缺血脏器有不良影响 |
| --- | --- | --- |
| | 心血管功能 | 心率加快,血管收缩,心脏负荷增加,心肌耗氧量增加,增加冠心病患者心肌缺血及心梗风险 |
| | 呼吸功能 | 手术损伤后伤害性感受器的激活能触发多条有害脊髓反射弧,使膈神经兴奋的脊髓反射性抑制,引起术后肺功能降低,特别是上腹部和胸部手术后,疼痛导致呼吸浅快,呼吸辅助肌僵硬导致通气量减少,无法有力咳嗽,无法清除呼吸道分泌物,导致术后肺部并发症 |
| | 胃肠功能 | 导致胃肠蠕动的减少和胃肠功能恢复的延迟 |
| | 泌尿系统 | 尿道及膀胱肌运动减弱,引起尿潴留 |
| | 骨骼肌肉系统 | 肌肉张力增加,肌肉痉挛,限制机体活动并促进深静脉血栓形成 |

| | | |
|---|---|---|
| 短期不利影响 | 神经内分泌系统 | 神经内分泌应激反应增强,引发术后高凝状态和免疫抑制;交感神经兴奋导致儿茶酚胺和分解代谢性激素的分泌增加,合成代谢性激素分泌降低 |
| | 心理情绪 | 导致焦虑、恐惧、无助、抑郁、怒气、过度敏感、挫折、沮丧;也可造成家属恐慌,手足无措,引发家庭危机 |
| | 睡眠障碍 | 睡眠障碍会产生心情和行为上的不利影响 |
| 长期不利影响 | 慢性疼痛 | 术后疼痛控制不佳是发展为慢性疼痛的危险因素 |
| | 行为改变 | 术后长期疼痛(持续 1 年以上)是行为改变的风险因素 |

术后镇痛的好处有很多,最大的好处就是减轻术后的疼痛程度,让身体变得舒适,患者敢于早期下床活动,进行功能锻炼,敢于咳嗽、咳痰,减少肺不张等的发生,还能促进肠道排气,减少心肌缺血的发生。

我们在平时生活中可能也会注意到,当无意识受伤时大多数情况下感觉不到疼痛,但当我们看到伤口,将所有的注意力都集中在伤口上时,会有痛感或者痛感加重。术后患者也是同样的道理,当把全部注意力集中在伤口上时,本身的痛感也会被放大,除了药物控制外,家属要做的就是帮助患者转移注意力,如聊聊天、听听音乐,总之不要让患者的关注点仅限于伤口。

伤口张力,也就是伤口周围的牵拉力也是引起疼痛的原因之一,减轻张力可以有效缓解咳嗽、活动时引起的牵拉痛。具体方法有半卧体位、咳嗽或活动时按压伤口、腹式呼吸等,加上雾化吸入和一些化痰药共同作用帮助痰液稀释,可以更有利于痰液咳出,减轻伤口张力。

## 肺癌患者术后的心理康复和饮食调节同样至关重要

### 患者术后的心理变化

很多患者一旦确诊肺癌,往往产生很大的心理压力,多数会经历五个时期:否认期、愤怒期、协议期、沮丧期和悲伤期。现在,很多肺癌患者一经诊断,就能够快速响应,快速进入治疗程序,但是部分患者心理上还没有完全接受生病的事实,所以在完成手术后,由于受到手术伤口疼痛以及手术结果的影响仍会出现悲伤的情绪,表现为抑郁、悲伤甚至哭泣。这个时候帮助患者调整心态走出困境,对于患者顺利康复渡过手术康复期就显得非常重要。

首先,一些术后患者在面对手术后的种种不适,如伤口疼痛、咳嗽、恶心、呕吐及食欲缺乏等症状时,表现出一种强烈的抵触情绪,内心难以承受,认为自己很难渡过这个时期。这个时候,患者可以向医务人员清晰表达自己的不舒适,请求相应的帮助;当患者不愿表达,家属可以积极和医护人员联系,医护人员在经过对患者充分评估以及开导后,采取对症措施,如药物止痛、静脉补充营养等。

其次,一些患者在手术后迫切想要知道自己的手术结果,从而出现焦虑情绪。患者在做手术时,医生帮助患者留取的病理方式有两种:一种是术中快速冰冻病理,这是给手术医生是否需要进一步手术提供参考;另一种常规石蜡切片,这是精准的结果,但其制作及判断结果时长相对长。所以,患者不必在手术后过分焦虑,着急知道病理结果,家属应向患者充分解释,给患者提供足够的社会支持与鼓励,尽量解除患者的后顾之忧,帮助患者树立战胜疾病的信心。

医护人员应向患者提供关于疾病的正确信息,肺癌患者的生存期限与其临床诊断发现的早晚密切相关,越是早期发现、早期治疗,其生存期限越高。并且,近年来随着医学技术日新月异的发展,患者的生存率越来越高,要帮助其树立战胜疾病信心。同时告知患者积极乐观的心态更有利于患者疾病的恢复,也可以向患者介绍积极治疗并且已经康复的患者案例,甚至请病房内手术后康复准备出院的患者来为患者进行现身说法,帮助患者树立战胜疾病的信心,走出困境。

最后,我国目前正在加快推进"健康中国行动"战略,国家提出加强对恶性肿瘤的早期筛查,有序扩大筛查范围。在这种大背景下,早期肺癌患者被筛查出来的概率大大提高;越是早期肺癌其五年生存率越高,医务工作者正逐渐将老百姓"谈癌色变"概念转变为"癌症并不可怕,只要早诊断、早治疗"。

 **患者家属应该知道的术后护理知识**

　　患者刚刚经历一场肺部手术,身上不仅有伤口,还留置了各种管道,做好术后管理对于患者的恢复至关重要。

**怎样护理术后伤口和管道**

　　一般来说,肺部手术患者术后身上会有伤口,同时身上留置有中心静脉导管、胸腔引流管以及尿管。对于患者的伤口,医生每日查房会进行评估是否需要更换敷料,一般情况下家属是不需要担心的;但是如果伤口出现渗血、渗液等情况,家属就应该及时向医务人员寻求帮助。

　　患者身上留置的中心静脉导管也被简称为"CVC",其主要作用是用于进行静脉补液,管道留置后 24 小时内护士会进行敷料更换。这条管路在潮湿环境下,如患者大汗或者穿刺口渗血,则容易出现松脱或卷边现象,家属一旦发现此情况,应该立即通知护士进行处理。此外,家属应该注意输液时保持这条管路的通畅,避免打折。

　　胸腔引流管主要是用于引流胸腔内伤口的积血、积液及积气,利于伤口早日恢复,家属要注意避免这条管路打折、扭曲;另外患者变换体位时,家属要主要保护管路,避免动作过大导致管路脱落。一旦管路出现脱落,如果是管路连接处脱落,此时患者身上还有一段管道，家属应立即折起管路防止空气进入；若是管道从伤口脱落，立即用双手捏起患者的伤口处皮肤，防止空气进入，两种情况均应立即通知医务人员进行处理。

尿管主要用于引流尿液，利于护士观察患者的出入量，而家属要做的就是保持尿管通畅，避免让尿管受压、扭曲。患者身上的伤口是用无菌方纱进行包扎的，如果家属发现伤口出现渗血，可以及时向医务人员反映，请其进行处理。

**患者手术后何时可以活动，怎么活动**

手术后活动有助于患者早日康复。早期患者受限在床上，不可以进行下床活动，但是家属可以配合医护人员，提醒以及敦促患者进行适当的床上活动，如协助患者定时变换体位（翻身），防止皮肤因长时间受压形成压疮；帮助患者取半卧位，定时提醒患者做深呼吸和咳嗽，这样有利于胸腔引流液排出，促进肺复张；协助患者在床上进行肢体活动，如上肢可进行握拳、屈肘，从第一天起可进行伸臂、肩膀旋转等活动，下肢可进行踝泵运动（勾脚 5 秒然后绷脚 5 秒）以及进行下肢踩单车动作等，预防静脉血栓形成。

拔除尿管后，患者可以进行下床活动，但是必须遵照医护人员的指导，家属要帮助患者在床边坐一会儿，无头晕等不适症状再尝试床边活动，患者未出现明显不适方可出入病房活动。

**关于术后患者，家属应该知道的其他注意事项**

部分肺癌术后患者完成手术返回病房时，会出现打寒战的情况,这是由于患者术中热量散失,输入低温液体(如冰冻血浆)以及手术室低温的环境联合麻药的作用。一般在一个小时内可以得到缓解,这个时候家属要配合医生护士做好患者的保暖工作。

大约一个小时后,患者体温会逐渐恢复,寒战情况可以消除。因为这个时候患者往往处于极度疲倦状态而不自知,家属要加强对患者的体温观察,防止过度保暖导致患者出现全身衣物湿透的情况。另外,有部分患者由于对止痛药物不耐受,容易出现恶心、呕吐的情况,可以预防性地给患者一些清新气味的物品,如新鲜的柠檬皮或橙子皮,以缓解患者恶心的感觉。

## 手术后患者的营养补充

肺癌治疗的方法主要包括手术治疗、放疗和化疗,目前手术仍是早期肺癌患者最主要的治疗手段,手术本身即是一种外源性创伤打击,可加重患者的代谢负担,增大营养素损耗,增加营养需求,还会引起消化吸收障碍,同时麻醉药物引起患者的呕吐、食欲不振等均可导致患者进食量下降,进而造成患者营养摄入不足。

营养与呼吸系统疾病有密切的关系,如蛋白质和铁缺乏会削弱血液的携氧能力,钙、镁、磷、钾水平的下降会削弱呼吸功能,低蛋白血症会加重肺水肿的发展,维生素C可帮助合成肺胶原组织等。

肺癌患者在面临呼吸系统过劳的持续加重,以及手术后剩余肺容量的不断减少时,营养补充治疗与增加体重、延缓肺功能恶化、降低呼吸系统感染发生率、提高免疫力及促进患者康复息息相关,是肺癌围手术期恢复计划中非常重要的一部分。肺癌患者术后要合理、高效地补充营养,建议患者应遵循以下原则。

## "三高一低"很重要,少量多餐是关键,摄入不足口服营养补充

"三高一低"指的高蛋白、高能量、高维生素、低脂肪饮食,同时避免辛辣刺激食物,戒烟、戒酒。

高蛋白主要指蛋、奶、鱼、禽、瘦肉、大豆及其制品。鸡蛋、牛奶经济实惠,蛋白质含量高;鱼肉易于消化吸收,建议选择深海鱼;豆腐、豆干、豆腐皮等豆制品属于优质的植物蛋白,可适量选择,但建议以动物蛋白为主。

高能量主要来源是碳水化合物和脂肪,这里主要提倡充足主食,推荐以五谷杂粮为主,可增加膳食纤维摄入,有利于调节血脂。

高维生素在保证能量及蛋白摄入充分的情况下尽量多吃新鲜的蔬菜、水果,增加多种维生素摄入,以提高机体免疫力。

低脂肪指患者需要清淡饮食,少盐、少油,进食容易消化的食物,以减轻胃肠压力,可以降低血脂。同时,患者术后避免咳嗽厉害,应避免辛辣刺激的食物,诱发患者剧烈咳嗽。

在术后早期,食欲不振以及轻度呕吐的患者增加饮食摄入

的有效方法是<u>少量多餐</u>。若剧烈呕吐、头晕,导致短期内若无法经口进食摄入营养的患者,可适量增加静脉营养补充,等麻醉药物代谢后,症状缓解后经口少量多餐进食,达到机体目标需要量。若长期摄入量无法满足机体需要量时,可适当增加口服营养补充,但口服营养补充需要由专业营养师评估后在相应的指导下服用。手术后患者不宜进行大补,如一些民间"老火汤",尤其是其中一些含有中药药材的汤,如当归等活血的药材,应该避免饮用,避免引起出血。

## 肺癌患者出院注意事项

肺癌术后恢复良好,X线检查显示肺复张良好,胸腔引流液量少,无并发症发生或发生之后已好转的患者,医生会建议其出院。但此时患者并未完全康复,只是病情较为稳定,可以回家休养。所以,患者出院之后需要注意以下几个方面。

注意饮食,饮食应均衡,忌辛辣刺激食物,若胃口较差,可少食多餐,适当添加酸奶,补充肠道益生菌,避免过度进食、盲目进补;同时保持大便通畅,避免用力大便,必要时可使用开塞露帮助排便;注意休息,劳逸结合,不应立即投入工作,适当活动,以不觉得劳累为宜,避免负重。

患者出院后回到家中,需要继续进行腹式深呼吸及有效咳嗽等锻炼肺功能的方法,以促进肺康复。同时,患者应继续进行肢体锻炼,如抬肩、抬臂,手触摸到对侧肩抬手过头等动作,预防术侧肩关节僵直。

对于伤口尚未拆线的患者,每隔 2 ～ 3 天返院或自行至当地医疗机构进行伤口换药,然后根据医生交代的时间返院拆线或自行至当地医疗机构拆线,切勿自行处理,防止伤口裂开造成伤害;期间如果出现伤口疼痛、剧烈咳嗽及咯血等症状,或者有进行性的倦怠情形,应该及时到医院进行就诊。

出院患者要注意预防感染,做好防寒保暖工作。避免到人多的地方及避免与上呼吸道感染者接近;保持室内的空气新鲜,温度在 22 ～ 24℃,湿度在 50% ～ 60%,让患者处于一个比较舒适的环境中;保持口腔清洁,注意监测体温,如果出现发热、咽痛伴咳痰咳嗽,应该警惕存在感染。患者在家疗养过程中若如出现胸闷、气促、呼吸困难等不适症状,应及时至当地医疗机构或返院就诊。

## 晚期肺癌的心理舒缓治疗
## 可提升患者的生活质量

未经治疗的晚期肺癌患者,若其身体能够耐受治疗,建议选择精准的抗肿瘤治疗。有效的抗肿瘤治疗有机会获得比较好的效果,能够改善症状,提高生活质量并且能延长患者的生存时间。

舒缓治疗的团队和患者及家属会进行全面沟通,详细介绍病情,了解患者和家属的真实想法、顾虑和困难,并帮助患者和家属舒缓不良情绪,帮助他们更充分地准备应对办法。相应的医疗技术和药物的介入可缓解患者症状、减少疼痛和改善患者的生活质量。通过舒缓治疗和临终关怀可以让患者体面安详地离开,让家属获得安慰、舒心和安宁。

55检